AF500750

DE

L'HYPERTROPHIE DES AMYGDALES

(PALATINES, PHARYNGÉE, LINGUALE)

PAR

Le Docteur Paul BALME

Ancien interne provisoire des Hôpitaux de Paris
Médaille de bronze de l'Assistance publique
Membre correspondant de la Société anatomique

PARIS
G. STEINHEIL, ÉDITEUR
2, RUE CASIMIR-DELAVIGNE, 2

1888

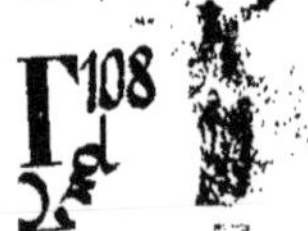

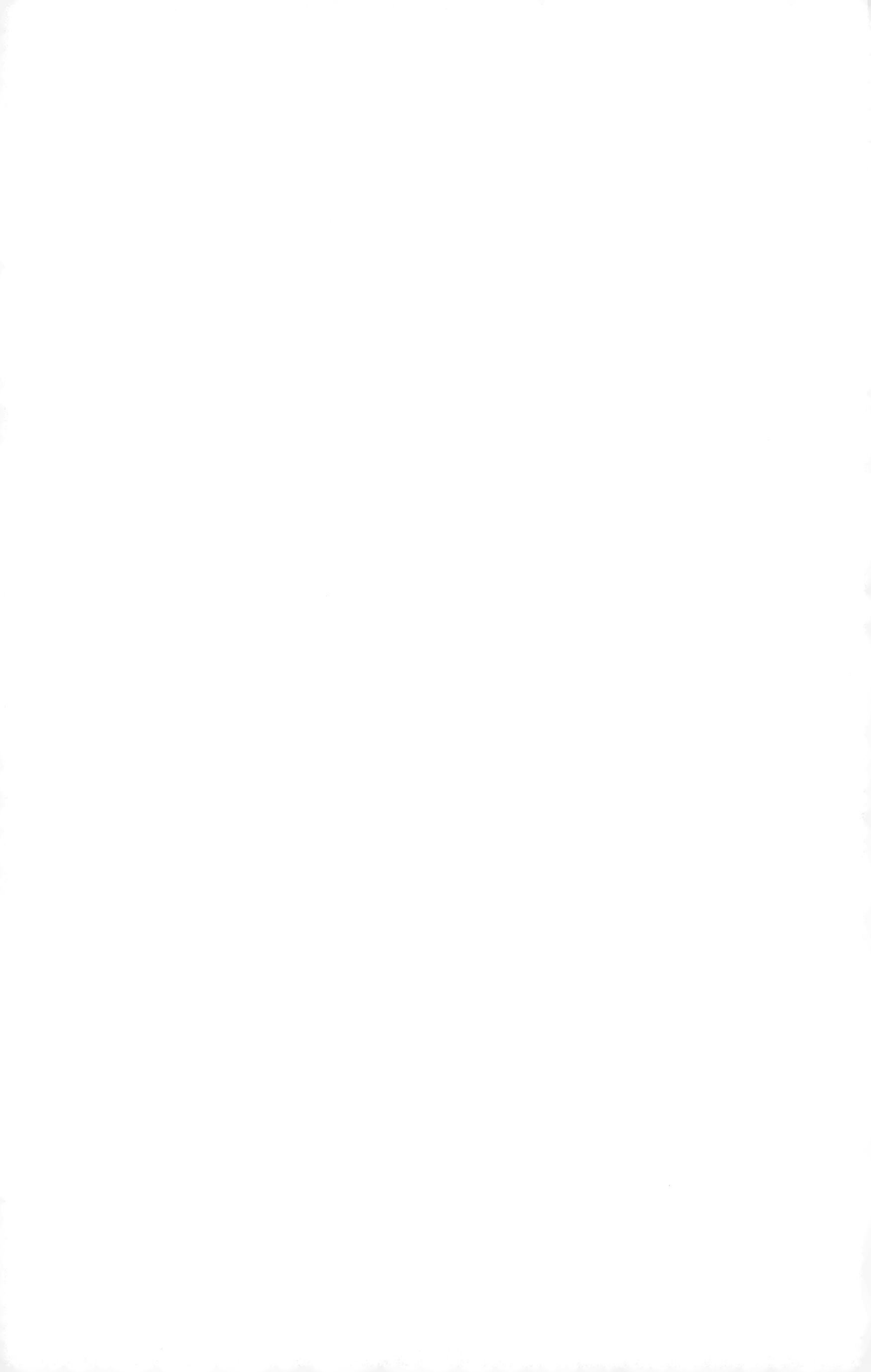

DE

L'HYPERTROPHIE DES AMYGDALES

(PALATINES, PHARYNGÉE, LINGUALE)

PAR

Le Docteur Paul BALME

Ancien interne provisoire des Hôpitaux de Paris
Médaille de bronze de l'Assistance publique
Membre correspondant de la Société anatomique

PARIS
G. STEINHEIL, ÉDITEUR
2, RUE CASIMIR-DELAVIGNE, 2

1888

DE

L'HYPERTROPHIE DES AMYGDALES

(PALATINES, PHARYNGÉE, LINGUALE)

AVANT-PROPOS

Nous nous proposons d'étudier ici l'hypertrophie des amygdales, en comprenant sous ce nom les divers amas de tissu lymphatique des premières voies. Nous pensons en effet que les différentes affections décrites séparément par les auteurs sous les noms d'hypertrophie tonsillaire, de végétations adénoïdes naso-pharyngiennes, d'hypertrophie des follicules de la base de la langue, ne sauraient être artificiellement dissociées. Il s'agit là de processus tout à fait analogues qui peuvent être, il est vrai, localisés plus particulièrement sur un point ou sur l'autre, mais l'observation montre que, dans la grande majorité des cas, la région tout entière est malade.

Après une étude anatomo-physiologique préalable, nous décrirons successivement les symptômes propres à chacune des formes de l'hypertrophie de l'anneau lymphatique bucco-pharyngé. Nous chercherons ensuite à en préciser l'étiologie plus complètement qu'on ne l'a fait jusqu'ici, en nous appuyant sur les observations prises sur les arriérés de la colonie de Vaucluse (Asiles de la Seine), et nous terminerons enfin par un rapide exposé du traitement.

Nous aurions dû, pour être complet, faire non seulement l'histoire de l'hypertrophie des quatre amygdales, mais aussi celle de la pharyngite granuleuse; nous aurions été par là entraîné à donner à notre travail une étendue trop considérable ; aussi avons-nous préféré la passer sous silence. La prédominance des phénomènes d'inflammation glandulaire est assez marquée d'ailleurs dans la pharyngite granuleuse pour que cette affection mérite d'être étudiée à part.

Au commencement de cette thèse, nous n'aurions garde d'oublier nos chefs de service dans les hôpitaux, MM. Guyon, Nicaise, Blachez, Benjamin Anger, et la mémoire de notre regretté maître Lasègue.

Que M. le professeur Bouchard nous permette de lui exprimer notre profonde reconnaissance pour tant de marques d'intérêt, tant de soins si paternellement donnés, et pour l'honneur qu'il a bien voulu nous faire en acceptant la présidence de notre thèse.

Nous remercions bien vivement notre maître et ami, M. le Dr Ruault, chef du service de la Clinique laryngologique des sourds-muets, des conseils et de l'aide bienveillante qu'il nous a donnés dans ce travail. Il nous faut aussi remercier nos excellents amis les Drs Legrain et Marfan, qui nous ont facilité nos recherches, et M. le Dr R. de Musgrave-Clay (de Pau), qui a été pour nous un ami si dévoué.

PREMIÈRE PARTIE

ÉTUDE ANATOMIQUE

CHAPITRE PREMIER

CONSIDÉRATIONS ANATOMIQUES ET PHYSIOLOGIQUES SUR LE TISSU LYMPHOIDE DU PHARYNX

§ 1. — Anatomie.

L'anneau lymphatique de la gorge, ainsi dénommé par Waldeyer (1), part de l'amygdale pharyngée, s'étend jusqu'à l'amas de follicules clos de la trompe d'Eustache (tonsille tubaire), passe par l'amygdale palatine, enfin par les glandes folliculaires de la base de la langue prises en masse (amygdale linguale), d'ou il repart pour suivre un trajet similaire.

Cet anneau est situé presque verticalement ; en certains points de son trajet il est caractérisé par l'accumulation de follicules, sous forme d'agrégats ou de grandes masses circonscrites : ce sont les amygdales palatines ou proprement dites, et l'amygdale pharyngée. Dans le reste du cercle, le tissu lymphoïde est réuni en moins grandes masses (amygdale tubaire et amygdale linguale) ou disséminé, et constitue dans ce dernier cas les nombreux follicules isolés du pharynx.

(1) Waldeyer. *Deutsche. med. Wochenschrift*, n° 20, 1884, et Krieger, in *Ætiologische Studien*. Strasbourg, 1880.

Actuellement, en somme, on reconnaît l'existence dans le pharynx d'une infiltration lymphatique en anneau qui, en outre, pousse au loin des prolongements vers les fosses nasales, le voile du palais, le larynx et la trachée.

Nous allons successivement décrire :

1° Les amygdales palatines ou proprement dites ;

2° L'amygdale pharyngée ;

3° La traînée linguale ;

4° Les follicules isolés et les prolongements de tissu lymphoïde des parois latérales du pharynx.

Nous ne rappellerons ici que pour mémoire l'*amygdale tubaire*, dont l'inflammation chronique et l'hypertrophie amènent l'obstruction des trompes d'Eustache et sont, par cela même, la cause essentielle de troubles de l'ouïe et de certains cas de surdi-mutité. Vue d'abord par Tortual, elle a été nettement décrite chez l'enfant par Rüdinger, Weber-Liel, et surtout par Gerlach et E. de Teutleben.

A. — AMYGDALES PALATINES.

Les amygdales palatines sont deux glandes vésiculeuses ou vasculaires sanguines, situées sur les côtés de la base de la langue, dan l'excavation que laissent entre eux le pilier antérieur et le pilier postérieur du voile du palais.

Leur *forme* est celle d'une amande aplatie transversalement. Leur *direction* est le plus généralement oblique de haut en bas et d'avant en arrière (1).

Leur *volume* et leurs *dimensions* sont variables chez les différents individus, et dépendent le plus souvent de l'âge. Chez l'enfant, l'hypertrophie est toujours pathologique, mais, en dehors de toute inflammation chronique, les amygdales sont toujours chez lui relativement grosses. Le plus souvent l'atrophie est un fait physiologique chez l'adulte et le vieillard.

En somme, des amygdales normales ne doivent guère dépasser

(1) Aussi voit-on fréquemment, dans l'hypertrophie ancienne et fibreuse, des prolongements inférieurs se continuer en bas dans cette direction, et venir titiller la base de la langue.

les piliers, ni être enchatonnées par eux, et faire bomber le pilier antérieur vers l'arcade dentaire.

Rarement les deux amygdales ont le même volume. Il est peu fréquent d'ailleurs de trouver une amygdale qui n'ait subi une sorte de déviation de l'état normal, même chez les gens sains et indemnes de toute amygdalite antérieure.

Voici, par comparaison, les diamètres donnés par les classiques :

	DIAMÈTRE VERTICAL.	DIAM. ANT.-POST.	DIAM. TRANSV.
Sappey	20 à 25mm.	12 à 15mm.	10 à 12mm.
Wagner (1)	15 à 25mm.	. . . . . .	10 à 15mm.
Liégeois (2)	10 à 12mm.	7 à 8mm.	
De St-Germain (3). . . .	12mm.	8mm.	8mm.
Beaunis et Bouchard (4)	20mm.	15mm.	10mm.

La *couleur* des amygdales est variable ; rosées le plus souvent, elles peuvent devenir rouge vif (en dehors de toute inflammation aiguë) chez les fumeurs, les alcooliques, etc., ou jaunâtres et même pâles et grises chez les anémiques et les tuberculeux,

L'amygdale présente, de par sa forme aplatie transversalement, un bord antérieur, un bord postérieur, une extrémité inférieure, une extrémité supérieure, une face interne et une face externe.

Le *bord antérieur* est en rapport avec le pilier antérieur auquel il adhère dans sa moitié inférieure.

Le *bord postérieur* est parallèle au pilier postérieur dont il est séparé par une dépression que forme la muqueuse en se portant du pilier sur l'amygdale.

L'*extrémité inférieure* est séparée des bords de la langue par un intervalle de 8 à 10 millimètres, de 5 à 6 seulement suivant M. Sappey.

L'*extrémité supérieure* ne remplit pas le sommet de la fosse amygdalienne et ne se prolonge pas, en haut, jusqu'au point de jonction des deux piliers qui, en s'unissant, circonscrivent une dépression appelée *excavation sus-amygdalienne*.

(1) WAGNER. In Ziemssen's Handbuch, etc. 7e vol., 1878.
(2) LIÉGEOIS. In Dict. Dechambre, art. *Amygdales*.
(3) De ST.-GERMAIN. In Dict. Jaccoud, art. *Amygdales*.
(4) BEAUNIS et BOUCHARD. *Anatomie descriptive*.

La *face interne* ou libre est plane ou arrondie et saillante suivant le volume des amygdales (1). Elle est recouverte par la muqueuse pharyngienne.

Elle présente, suivant les auteurs, 6, 8, 10, 12, 16 orifices, la plupart ovales ou en fente, se continuant avec des cavités ou lacunes dont quelques-unes s'étendent dans l'épaisseur même de l'amygdale jusqu'à sa face externe.

La *face externe* est la face adhérente de l'amygdale qui présente en général une large base d'implantation et est alors *sessile ;* d'autres fois l'amygdale se *pédiculise* comme un polype et sort de la fosse amygdalienne. Mentionnons en passant deux formes rares, la forme en grappe et la forme bilobée qui nous semblent, d'ailleurs, relever plus de la pathologie que de l'anatomie.

La face externe ou adhérente est en rapport avec le muscle amygdalo-glosse, le muscle constricteur supérieur du pharynx, le muscle stylo-glosse, et, sur un plan plus éloigné, avec l'aponévrose buccinato-pharyngienne qui répond au quart supérieur de l'amygdale, avec le muscle ptérygoïdien interne, l'angle de la mâchoire inférieure, avec du tissu cellulaire lâche continu à celui du cou, enfin avec l'artère carotide interne qui se trouve à une distance de 1 à 1 cent. 1/2 de l'amygdale, et qui, immédiatement appliquée sur la paroi latérale du pharynx, est avec la veine jugulaire interne l'organe le plus important contenu dans l'*espace maxillo-pharyngien.*

De ces derniers rapports découlent des résultats pratiques importants :

On peut, à l'aide de deux doigts, placés l'un à l'extérieur, l'autre à l'intérieur de la bouche, apprécier le volume de l'amygdale hypertrophiée ou sentir la fluctuation d'un abcès. La continuité du tissu cellulaire environnant avec celui du cou explique comment le pus d'une amygdalite phlegmoneuse peut fuser dans la région sus-hyoïdienne et de là jusque vers la partie inférieure du cou.

L'amygdale n'étant separée de la carotide interne que par l'épaisseur de la paroi pharyngienne, c'est-à-dire par un plan musculaire et un plan fibreux, des ulcérations syphilitiques ou cancéreuses de l'amygdale peuvent détruire la paroi de ce vaisseau.

(1) Nous verrons plus loin que des amygdales hypertrophiées et fortement enchatonnées paraîtront quelquefois normales à un œil peu exercé.

Enfin, on évitera, en ouvrant un abcès, de blesser la carotide avec le bistouri, en dirigeant l'instrument, le tranchant en bas et en dedans, directement d'avant en arrière.

On rencontre les amygdales palatines dans la série animale chez presque tous les mammifères, sauf pourtant, au dire de Frey, chez le cochon d'Inde, le rat et la souris.

Chez les solipèdes même, deux espaces latéraux, situés entre le voile du palais et la base de la langue, figurent chacun une excavation criblée d'ouvertures, véritable *cavité amygdalienne* qui représente l'amygdale de l'homme et des carnassiers (Chauveau et Arloing).

Chez les oiseaux, les amygdales sont représentées par de simples culs-de-sacs de la muqueuse, semblables à ceux de la langue (Leydig).

Anomalies des amygdales.

Les anomalies, quand elles existent, coïncident fréquemment avec des vices profonds de conformation de la cavité buccale ou du pharynx.

Les amygdales peuvent d'abord manquer complètement. M. Lancereaux ne connaît qu'un seul cas d'absence complète des ces glandes. (*Salmuth. in Hand. d. pathol. Anatomie*. Halle, 1804.)

Il peut y avoir aussi des anomalies par excès, grandeur ou nombre.

Ainsi nous avons vu un sujet chez lequel des amygdales polypeuses elles-mêmes avaient pour ainsi dire envoyé des polypes erratiques ou amygdales accessoires sur les piliers et le voile du palais. Pearce Gould (1) cite une observation de nanisme congénital des amygdales associé à un arrêt de développement des organes génitaux chez un homme de 27 ans, imberbe, à voix d'enfant, à pénis, testicules et prostate petits, et sans appétit sexuel ni érection. A ce propos, l'auteur rappelle la connexion existant entre les testicules ou ovaires et les amygdales.

(1) Pearce Gould. *Soc. clinique de Londres*, 8 oct. 1886, et *Brit. med. Journal*, 16 oct. 1886. Voir aussi article du même auteur, in *St-Thomas Hospital reports*, vol. XIII, 1886.

Jurasz, de Heidelberg (1), a vu deux cas d'amygdales accessoires ; dans un cas une masse de tissu adénoïde était implantée sur la face antérieure du pilier postérieur ; dans l'autre, une tumeur de nature adénoïde, s'insérait, au-dessous de l'orifice guttural de la trompe d'Eustache, par un assez large pédicule. Cette dernière rappelle l'histoire des végétations adénoïdes et de l'amygdale pharyngienne hypertrophiée.

Structure.

L'amygdale est constituée essentiellement par du tissu conjonctif réticulé et des follicules lymphatiques.

Au point de vue de sa structure, elle peut être considérée comme un ganglion lymphatique recouvert par la muqueuse buccale et creusé de cavités cryptiques que tapisse cette muqueuse. Aussi allons-nous décrire rapidement la muqueuse avec son épithélium et ses papilles, les lacunes ou cryptes, le tissu lymphoïde ou tissu propre de l'amygdale, l'enveloppe fibreuse, les vaisseaux et les nerfs.

Muqueuse. — La muqueuse qui tapisse la face interne de l'amygdale et s'enfonce dans les cavités creusées dans cet organe, est recouverte d'un épithélium pavimenteux stratifié ; elle possède des papilles vasculaires comme la muqueuse buccale. Au-dessous d'elle, existe un tissu réticulé parsemé de follicules clos.

Les papilles existent surtout à la surface de l'amygdale ; il n'y en a que fort peu dans les cavités.

L'épithélium, comme celui de la langue, reproduit le type ectodermique ; il présente trois couches : 1° une couche profonde analogue au stratum malpighien de la peau ; 2° une couche moyenne dans laquelle les cellules sont légèrement aplaties, dépourvues de dentelures, colorées uniformément en rouge par le picro-carmin, bien qu'on n'y distingue pas de grains ou de gouttes d'éléidine ; 3° une couche superficielle formée de cellules lamellaires, souvent nucléées et colorées en jaune par le picro-carmin. Ces deux dernières couches ne sont donc pas tout à fait assimilables au stratum granulosum et

(1) JURASZ. *Monatzschrift für Ohrenh.,* 1885, n° 12.

au stratum corneum de la peau, mais il résulte de coupes, faites par notre excellent ami le Dr Marfan, que dans certaines circonstances pathologiques telle que l'hypertrophie de l'amygdale, on peut voir la couche superficielle devenir véritablement cornée et la couche moyenne apparaître avec des grains d'éléidine.

Lacunes ou cryptes. — Les orifices ovales ou linéaires qu'on aperçoit sur la face interne de la tonsille, conduisent à des crevasses ou cryptes de dimensions variables, perpendiculaires ou obliques. « Chaque crypte, tapissée de sa muqueuse, doublée de tissu adénoïde et de follicules clos, constitue une sorte de glande folliculeuse composée qui est entourée d'une enveloppe propre de tissu conjonctif » (1).

Les cryptes contiennent un magma formé : 1° de cellules épithéliales détachées de la muqueuse ; 2° de quelques cellules lymphatiques analogues aux corpuscules salivaires qu'on observe à la surface de toute la muqueuse buccale ; 3° enfin de micro-organismes dont nous parlerons plus loin.

Tissu lymphoïde et follicules clos. — La couche de tissu adénoïde qui double la muqueuse constitue la substance propre de la tonsille ; elle loge les follicules clos dont le nombre est variable et dont le diamètre oscille entre 200 et 500 μ (Frey).

« Les follicules sont reliés entre eux par du tissu réticulé à capillaires clairsemés et dans lequel se trouvent de petites cellules rondes. Le réticulum lui-même, la grandeur de ses lacunes, leur nombre, la grandeur des cellules qui y reposent sont sujets à varier beaucoup, même à l'état physiologique. Les follicules ne sont pas encapsulés. mais fortement délimités..... Le tissu interfolliculaire a un caractère sensiblement uniforme ; son réticulum est seulement plus clairsemé, plus épais, plus pauvre en cellules, et abondamment pourvu de capillaires ; il contient même de petites artérioles et des veines, relativement volumineuses, qui entourent la périphérie des follicules » (2).

Les cellules rondes qu'on observe dans le tissu lymphoïde de l'amygdale se multiplient activement, et, ainsi qu'il résulte d'un mémoire de Drews (3), cette multiplication se fait par karyokinèse.

(1) CORNIL et RANVIER. *Histologie pathologique*, 2e édition.

(2) WAGNER. In *Ziemssen's Handbuch*, t. VII, 1878.

(3) DREWS. Multiplication des cellules dans l'amygdale palatine chez les adultes. *Archiv. f, mikroscop. anat.* vol. 24, 1885.

Cet auteur a constaté en effet, en examinant l'amygdale normale des hommes et des animaux, de très nombreuses figures karyokinétiques. Ces constatations sont certainement en rapport avec le rôle phagocytaire actif qui est dévolu à l'amygdale ainsi que nous le dirons plus loin.

Enveloppe fibreuse. — Des cloisons conjonctives interlobulaires font suite au tissu interfolliculaire. Enfin l'amygdale considérée dans son ensemble est limitée à sa partie profonde par une capsule fibreuse dans laquelle l'amygdale est située comme un œuf dans un coquetier. Cette capsule fibreuse, où viennent aboutir et se confondre les cloisons conjonctives interlobulaires de la glande, contient dans son épaisseur des acini de glandes en grappe, de gros troncs lymphatiques, des vaisseaux sanguins, et, suivant Koelliker, quelques fibres musculaires venues du constricteur supérieur du pharynx.

Glandes en grappe. — Frey dit que de nombreuses glandes en grappe viennent déboucher au pourtour de l'amygdale, ou bien que leurs conduits excréteurs perforent la paroi et viennent s'ouvrir dans les cavités de l'amygdale.

Pour Wagner (1), les amygdales de l'homme ne contiennent pas de glandes muqueuses. Seulement, par exception, une ou deux, situées en dehors de l'amygdale, viennent s'ouvrir au fond d'une lacune.

Artères. — Les artères des amygdales palatines sont fournies par :

1° La *pharyngienne inférieure*, branche collatérale de la carotide externe ;

2° La *dorsale de la langue*, branche collatérale de la linguale venue elle-même de la carotide externe ;

3° La *palatine inférieure*, branche collatérale de la faciale ;

4° La *palatine supérieure*, branche de la maxillaire interne.

Dans l'amygdale, elles forment un réseau très fin et très riche qui envoie des anses capillaires dans les papilles du chorion sous-épithélial. Le tissu interfolliculaire est un réseau plus étroit et plus serré ; enfin, dans les follicules eux-mêmes, « on observe un réseau à direction rayonnante, d'une grande élégance, formé de capillaires très minces, et qui ressemble à celui des follicules de Peyer » (Frey).

Veines. — Elles sont nombreuses ; elles naissent du réseau des

(1) Wagner. *Ouvrage cité.*

follicules et se dirigent en dehors pour former un petit plexus, *le plexus tonsillaire*, dépendant du plexus pharyngien (Sappey). D'après Wagner (1) elles constituent deux plexus : 1° l'un postérieur, communiquant avec les veines de la muqueuse pituitaire, et se jetant dans le réseau de la fosse temporale ; 2° l'autre, antérieur, communiquant avec les veines de la base de la langue, et allant par la veine pharyngienne dans la jugulaire interne.

Ce sont ces plexus, et surtout l'antérieur, qu'il faut bien prendre garde de blesser, lorsqu'on fait l'ignipuncture.

Lymphatiques. — Très nombreux, ils naissent dans des culs-de-sacs au niveau de la couche qui limite les lacunes amygdaliennes, dans des réseaux annulaires situés autour des follicules, et enfin dans le tissu interfolliculaire.

Ils prennent de suite un volume assez considérable, forment un réseau dont les points d'entrecroisement sont fortement renflés : ils arrivent enfin dans la capsule fibreuse elle-même, considérablement augmentés, pourvus de valvules et garnis de renflements ganglionnaires. De là, ils descendent, se mettent en connexion avec les lymphatiques de la base de la langue, et vont se jeter dans des ganglions, qui, au nombre de 2 à 4, sont situés à l'angle de la mâchoire, et au niveau de l'os hyoïde, et sont si souvent intéressés dans les diverses affections de l'amygdale qu'on les a fréquemment pris pour les amygdales elles-mêmes en explorant la région par le palper.

L'origine des lymphatiques de l'amygdale a été exposée plus haut d'après la théorie de Ranvier, généralement adoptée aujourd'hui.

Cependant nous savons, qu'à l'encontre de cette manière de voir, Robin enseignait que les lymphatiques ont une source pour ainsi dire fermée dans un ensemble de canaux qui n'ont aucun rapport de près ou de loin et aucun abouchement avec les interstices du tissu conjonctif. Aussi nous faut-il ici citer le travail d'un des élèves de Robin, M. Retterer (2) : cet auteur conclut de ses injections à la gélatine et au nitrate d'argent, que le réseau lymphatique occupe toute la masse folliculaire des amygdales et constitue dans ces organes un système de canaux parfaitement clos, ne s'ouvrant dans

(1) Wagner. *Ouvrage cité.*

(2) Retterer. *C. R. de la Soc. de biologie.* 23 janvier 1886.

le réticulum conjonctif *ni par des stomates*, ni par des *extrémités béantes*.

Nerfs. — L'amygdale palatine reçoit des nerfs :

1° Du glosso-pharyngien, principalement ;

2° Du pneumogastrique qui fournit quelques filets par ses rameaux pharyngien et laryngé supérieur ;

3° Probablement du spinal, puisqu'une portion du spinal se jette dans le pneumogastrique pour l'aider à former les nerfs pharyngien, laryngé externe et laryngé inférieur.

Les filets du glosso-pharyngien destinés à l'amygdale s'anastomosent entre eux sur sa face externe et constituent un petit plexus mentionné par Andersch sous le nom de *plexus tonsillaire*. De là ils pénètrent dans l'amygdale où Pappenheim (1) dit les avoir suivis jusque dans l'épaisseur de la muqueuse où ils se termineraient par des réseaux.

Les nerfs sympathiques viennent du ganglion cervical supérieur.

B.— AMYGDALE PHARYNGÉE

L'amygdale pharyngée est située au niveau du point où la muqueuse tapisse la base du crâne; elle est formée d'un amas de follicules lymphatiques s'étendant transversalement comme une traînée entre les pavillons des trompes d'Eustache ou mieux entre les deux fossettes de Rosenmüller.

Son existence, pressentie par Tortual (2), Arnold (3), Lacauchie (4), fut définitivement démontrée en 1863, par Koelliker (5), qui reconnut la nature lymphoïde de cet organe et assimila sa structure à celle des amygdales palatines. Voici ce que cet auteur dit à ce sujet : « Les glandes folliculeuses se rencontrent à la voûte du pharynx; elles

(1) PAPPENHEIM. In *Med. Zeitung von Preussen*, 1841.

(2) TORTUAL. *Ueber den Bau des menschlichen Schlund, etc...* Leipzig, 1846.

(3) ARNOLD. *Handbuch der Anatomie des Menschen.* Fribourg en Brisgau, 1847.

(4) LACAUCHIE. *Traité d'hydrotomie ou des injections d'eau continues dans les recherches anatomiques*, avec planches. Paris, 1853.

(5) KOELLIKER. *Eléments d'histologie humaine.* 2e édit. Traduit par SÉE, 1868.

sont simples ou composées comme les amygdales. Là où la muqueuse adhère fortement aux os du crâne, j'ai trouvé constamment une couche glandulaire ayant jusqu'à 9^{mm} d'épaisseur, étendue d'un orifice tubaire à l'autre et dont la structure ne diffère en rien de celle des tonsilles, si ce n'est toutefois que les glandes y sont de dimensions moindres. Ces amas auxquels je donnerai le nom de glandes folliculeuses du pharynx paraissent déjà avoir été vus par Lacauchie. C'est à la partie moyenne de la voûte du pharynx. . . . . qu'elles offrent plus de développement. Chez les personnes âgées, elles sont le plus souvent distendues par une substance puriforme ; chez les enfants et les nouveau-nés elles sont le plus souvent hyperhémiées comme les tonsilles ».

Pour Luschka (1), l'amygdale pharyngée est un amas de follicules lymphatiques qui présente une épaisseur maximum de 8^{mm} et « une longueur moyenne de 3 centimètres à partir de l'extrémité postérieure du toit de la cavité nasale ». Elle est formée ou de feuillets séparés par des fentes profondes à direction longitudinale, ou de poches arrondies dont les parois, épaisses de 1^{mm} en moyenne, embrassent des cavités revêtues d'épithelium à cils vibratiles dans lesquelles la muqueuse se prolonge par des ouvertures étroites.

Frey (2) lui reconnaît la structure de l'amygdale palatine. Schmidt, cité par Frey, la retrouve chez le cochon, le bœuf, le mouton, le chien, mais elle manque chez le lièvre. On peut considérer comme constituant l'amygdale pharyngée les quelques follicules clos décrits par MM. Chauveau et Arloing (3) dans la muqueuse au voisinage de l'ouverture gutturale des cavités nasales et des trompes, chez le cheval et les solipèdes en général.

Enfin Wendt (4), Trautmann (5) ont étudié avec soin l'organe qui

(1) LUSCHKA. In *Max Schultze Archiv*. 1868 et 1869, et *Journal de l'anatomie de* ROBIN, 1869.

(2) FREY. *Traité d'histologie*.

(3) CHAUVEAU et ARLOING. *Anatomie comparée des Animaux domestiques*, 1871.

(4) WENDT. *Ziemmsen s' Handbuch*. Vol. VII.

(5) TRAUTMANN. *Anatomische, pathologische und Klinische Studien über Hyperplasie der Rachentonsille sowie chirurgische Behandlung, etc*. Berlin, 1886, chez Hirschwald.

nous occupe tant au point de vue anatomique qu'au point de vue clinique.

Le travail si abondant de Trautmann a été complété d'une manière remarquable par l'excellente thèse de M. Megevand (1), de Genève.

L'amygdale pharyngienne varie suivant les âges : « Très développée chez l'enfant, elle n'est représentée chez l'adulte que par quelques sillons visibles sur la voûte du pharynx et séparant quelques bandelettes de tissu adénoïde. Ce dernier tissu. . . . paraît avoir complètement disparu chez le vieillard. . . . » Elle est formée de bandelettes séparées entre elles par 3 ou 4 sillons symétriquement placés de chaque côté de la ligne médiane. « Ces sillons sont quelquefois très profonds, ne présentent pas trace de divisions, ou bien on aperçoit, en les écartant, de petits ponts de substance molle reliant entre elles deux bandelettes. » Cet auteur compare même l'organe qui nous occupe au cervelet à cause de son aspect extérieur feuilleté. Bandelettes et sillons forment en général des arcs à concavité interne ; de la convexité de la bandelette la plus externe partent souvent d'autres bandelettes de tissu lymphoïde qui se dirigent vers les fossettes de Rosenmüller et la paroi postérieure du cartilage des trompes.

De la surface de l'amygdale à la profondeur on trouve successivement : 1° un épithélium cylindrique à cils vibratils ou un épithélium stratifié ; 2° une couche de cellules cubiques ou polygonales qui existe souvent seule (Trautmann, Mégevand) ; 3° le tissu adénoïde à réticulum très fin ; 4° du tissu conjonctif d'autant plus abondant que l'individu est plus âgé, et accompagné d'une grande quantité de glandes en grappe.

Les vaisseaux qui nourrissent l'amygdale pharyngée varient beaucoup de nombre. Ses *artères* sont fournies par la pharyngienne inférieure, branche de la faciale, par la vidienne et la ptérygo-palatine ou pharyngienne supérieure nées toutes deux de la maxillaire interne.

Ses lymphatiques vont au gros ganglion situé au devant du corps de l'axis.

L'amygdale pharyngée présente dans la plupart des cas une dépres-

(1) MEGEVAND. *Contrib. à l'étude anatomo-pathol. des maladies de la voûte du pharynx*. Genève, 1887, chez Rivera et Dubois.

sion médiane de la muqueuse décrite par Luschka, en 1868, sous le nom de bourse pharyngienne. Cette dépression forme soit un sillon, soit un véritable canal, situé exactement au milieu de la distance qui existe entre le bord supérieur de l'orifice postérieur des fosses nasales et la protubérance de l'atlas. Le canal qu'elle forme d'ordinaire a une longueur très variable; tantôt il n'a que 1 à 2 millimètres, tantôt il traverse les tissus sous-jacents, et se termine en pointe au niveau du tissu fibreux de l'apophyse basilaire de l'occipital. Généralement la bourse affecte la forme d'un entonnoir placé obliquement d'*arrière en avant*.

L'orifice varie de la grosseur d'une tête d'épingle à un diamètre de plusieurs millimètres.

Les uns voient dans la bourse pharyngienne le reste d'un canal en relati onchez l'embryon avec l'hypophyse cérébrale. D'autres en font une formation tout à fait indépendante, soit un simple enfoncement de la muqueuse, analogue comme signification aux fossettes de Rosenmüller, soit une crypte de l'amygdale pharyngée.

La bourse pharyngienne vient-elle à s'enflammer, il en résulte un catarrhe spécial dans lequel souvent il y a une oblitération de l'orifice et formations kystiques (Tornwaldt) (1).

C. — FOLLICULES ISOLÉS ET PROLONGEMENTS LATÉRAUX

Indépendamment de l'amygdale pharyngée, de l'amygdale tubaire et de la traînée linguale qui relie entre elles les extrémités inférieures des amygdales palatines, la muqueuse du pharynx nous présente encore de nombreux follicules lymphoïdes isolés et disséminés, et, latéralement, des prolongements, véritables colonnes verticales, parallèles aux piliers postérieurs qui empiètent sur la paroi postérieure du pharynx et sont surtout visibles dans les cas pathologiques. Il nous a souvent été donné d'apercevoir ces prolongements : ils donnaient, dans certains cas, l'illusion d'un troisième

(1) TORNWALDT. *Ueber die Bedeutung der Bursa pharyngea für die Erkennung und Behandlung gewisser Nasenrachenraum*, etc. Wiesbaden, 1885. — Analysé in *Revue des sc. méd.*, t. XXVIII, p. 715, 1886.

pilier de chaque côté de la face postérieure du pharynx, mais jamais nous ne les avons aperçus aussi nettement que sur les arriérés et les idiots de l'asile de Vaucluse. Chez ces sujets d'ailleurs, le tissu lymphoïde du pharynx était toujours hypertrophié en masse de sorte que l'amygdale palatine semblait se continuer, en arrière, à plein canal avec ces colonnes lymphatiques qui, elles, allaient rejoindre en haut l'amygdale pharyngée et les tumeurs adénoïdes concomitantes.

Cette propension du tissu des follicules lymphatiques du pharynx à s'hypertrophier chez les dégénérés, les crétins, etc..., a d'ailleurs déjà été signalé dans l'histologie pathologique de MM. Cornil et Ranvier.

D. — AMYGDALE LINGUALE

On appelle amygdale linguale, l'ensemble des follicules lymphatiques qui, dans le quart postérieur du dos de la langue, infiltrent la muqueuse depuis les papilles caliciformes jusqu'à l'épiglotte. Ils empiètent souvent sur les unes comme sur l'autre, et apparaissent généralement à l'époque de la puberté. Transversalement, ils forment une trainée, un semis d'une amygdale palatine à l'autre et s'aperçoivent facilement avec le miroir laryngien, sans qu'il y ait pour cela hypertrophie.

Ils ont ordinairement le volume d'une lentille, et sont tantôt isolés, tantôt réunis par groupes chez l'homme.

On ne les observe pas chez tous les mammifères, mais ils peuvent atteindre chez le porc un développement très considérable (Schmidt).

Chez les solipèdes, MM. Chauveau et Arloing décrivent ainsi l'amygdale linguale : « A l'entrée de ce détroit (isthme du gosier), la muqueuse linguale est mamelonnée, et chaque mamelon est percé d'un orifice. Cette disposition est liée à l'existence, en ce point de la langue, de *follicules clos*. Ces follicules plus ou moins volumineux sont très rapprochés les uns des autres et séparés des muscles par une couche continue de glandes en grappes. Ils sont constitués par une coque de tissu conjonctif condensé et par une masse de tissu adénoïde qui présente à son centre une cavité communiquant avec l'orifice situé au-dessus du follicule, et tapissée par l'épithélium lingual moins sa couche cornée ».

De même, Frey (1) écrit de l'amygdale linguale de l'homme : « On observe, dans la muqueuse, des cavités infundibuliformes plus ou moins profondes, qui peuvent atteindre 3,5^{mm} d'étendue et p us ; les parois sont formées par le tissu de la muqueuse de sorte qu'on y trouve non seulement l'épithélium pavimenteux, mais encore les papilles. Toute la cavité est entourée d'une épaisse couche de tissu conjonctif réticulé qui loge d'innombrables cellules lymphatiques et qui s'étend jusqu'au revêtement épithélial. On rencontre souvent dans cette couche de petits follicules lymphatiques de 0,28 à 0,56^{mm} de diamètre ; ils se distinguent par leur charpente lâche, à larges mailles. Tantôt ils sont nettement circonscrits, tantôt leurs limites sont moins distinctes... Il est des cavités de la muqueuse linguale où l'on n'observe pas de follicules. La cavité infundibuliforme est généralement enveloppée par une capsule compacte de tissu conjonctif ; on ne retrouve point cette dernière quand la cavité est mal accusée. On rencontre beaucoup de glandes en grappe à côté et au-dessous des follicules linguaux. Les conduits excréteurs débouchent dans le voisinage immédiat de l'orifice de la cavité ou dans la cavité elle-même. Chez quelques mammifères, par exemple chez le lapin, le mouton, le chien, ces follicules manquent complètement ; chez d'autres ils offrent à peu près la même texture que chez l'homme, entre autres chez le cheval, le cochon, le bœuf.... Les vaisseaux lymphatiques et sanguins de ces organes sont analogues à ceux des amygdales ».

L'*amygdale linguale* est presque exclusivement nourrie par l'artère dorsale de la langue. Ses *veines* vont aux veines dorsales de la langue et de là à la veine jugulaire interne après avoir formé en avant de l'épiglotte, un plexus qui devient parfois variqueux.

Ses *lymphatiques* vont se jeter dans deux ganglions situés l'un au-dessus de l'autre, au devant de la veine jugulaire interne, sur les côtés du cartilage cricoïde (Sappey).

Ses *nerfs* viennent des rameaux linguaux du glosso-pharyngien, et des branches antérieures du laryngé supérieur.

(1) FREY. *Traité d'histologie.*

C. DÉVELOPPEMENT

D'après Kölliker (1), les amygdales palatines apparaissent au 4e mois de la vie fœtale sous l'aspect d'une fente de la muqueuse s'ouvrant au niveau ou un peu au-dessus de l'orifice de la trompe d'Eustache. Au 5e mois, chaque amygdale présente déjà la forme d'un saccule aplati, creusé de quelques cavités secondaires et pourvu d'un orifice fissiforme. Les parois latérales et le fond du saccule sont déjà notablement épaissis, et l'examen microscopique fait voir que le tissu conjonctif de la muqueuse y a été le siège d'un dépôt abondant d'éléments cellulaires. Mais ce dépôt, à cette époque, paraît encore entièrement continu et n'est pas localisé dans des follicules spéciaux.

Rien n'apparaît encore de ces follicules au 6e mois. Chez le nouveau-né au contraire, les amygdales sont très nettes : la muqueuse abondamment infiltrée de cellules s'est subdivisée en segments séparés dorénavant par d'épaisses cloisons conjonctives de formation nouvelle.

L'amygdale linguale se développe absolument comme les tonsilles palatines à cela près, qu'ici, la dépression de la muqueuse forme en outre une glande acineuse ordinaire. De même que l'*amygdale pharyngienne*, elle est, d'après Kölliker, arrivée à un bon degré de développement chez le fœtus à terme et possède aussi des follicules bien marqués.

D'après Bickel (2), l'amygdale proprement dite se développerait de la façon suivante : il se ferait une dépression de la muqueuse, le fond de cette dépression s'infiltrerait de tissu lymphoïde, augmenterait de volume, formerait hernie à travers les bords de la dépression, laissant entre ces bords et l'amygdale ainsi développée un sillon qui tendrait à s'effacer, mais dont les traces persisteraient toujours. — Pour l'amygdale pharyngienne, au lieu d'une dépression circulaire unique, on trouverait un certain nombre de sillons longitudi-

(1) KÖLLIKER. *Embryologie*, traduit par SCHNEIDER. 1882.
(2) BICKEL. *Arch. für path. An. und Phys.* Vol. XCVII, p. 340.

naux qui disparaîtraient par suite de l'augmentation de volume de leur partie profonde. Il en serait à peu près de même pour ce que l'auteur appelle les fausses tonsilles (amygdale tubaire et amygdale linguale), mais celles-ci, au lieu de continuer à se développer tendraient au contraire à disparaître par la suite.

On sait que, pour Robin, les organes lymphoïdes qu'il appelle glandes vasculaires sanguines, naissent, pendant la vie fœtale, du feuillet moyen du blastoderme dans lequel se sont mélangés par invaginations des bourgeons épithéliaux venus soit du feuillet interne (rate par exemple), soit du feuillet externe, comme pour l'amygdale qui nous occupe. Cette théorie pleinement comprise, nous aurons plus de facilité à saisir le processus initial de la formation de l'amygdale comme le décrit soigneusement M. Retterer (1) qui appartient à l'école de Robin.

Ce processus consisterait en une poussée d'invaginations épithéliales dans le mésoderme où existent déjà les glandes en grappe muqueuses. Jusque vers la fin de la vie fœtale, ces bourgeons épithéliaux ont leur fond et leurs parties latérales délimités, du côté du mésoderme, par une membrane semblable à la paroi propre des glandes en grappe. Vers la fin de la gestation, les bourgeons épithéliaux deviennent creux ; leur paroi propre disparaît ; le mésoderme avoisinant devient le siège d'une prolifération active du tissu cellulaire jeune. Celui-ci englobe des portions épithéliales et les sépare des bourgeons ; puis il pénètre au milieu des éléments épithéliaux, de la périphérie vers le centre. Les amygdales représentent donc en somme, pour M. Retterer, un organe complexe, assemblage de glandes en grappe à conduits excréteurs et de glandes vasculaires sanguines qui sont dépourvues de ces conduits et constituées par la pénétration réciproque de tissu cellulaire et de tissu épithélial.

(1) RETTERER. *C. R. de l'Acad des sciences*, 14 décembre 1885.

§ 2. — Physiologie.

Pour donner une idée juste des opinions anciennes touchant la fonction des amygdales, nous ne pouvons mieux faire que de citer quelques passages des thèses de Perrin, de Dupuy et de Pertus.

« Leurs fonctions, dit Perrin (1), sont de filtrer et de répandre une humeur muqueuse, presque semblable à celle des narines; de lubrifier la cavité du pharynx, pour faciliter la déglutition du bol alimentaire; d'empêcher que l'entrée de l'air, pendant l'acte de la respiration et de la parole, ne dessèche l'arrière-bouche; de concourir à former, avec la salive, le bol alimentaire; de modérer et suspendre la soif, en humectant le pharynx ».

Pour Dupuy, les amygdales sécrètent un mucus demi-transparent, visqueux, filant, destiné à enduire la surface du bol alimentaire. « C'est particulièrement l'action du constricteur supérieur du pharynx et la compression exercée par le bol alimentaire contre ces corps glanduleux qui déterminent par expression la sortie du mucus qu'ils contiennent dans leurs cavités. La contractilité propre de ces organes (!!) est si faible, que l'on pourrait les regarder comme jouant un rôle passif dans l'acte de la déglutition. » (2).

Nous lisons encore dans la thèse de Pertus (3) : « Les propriétés vitales de la tonsille sont peu remarquables et appartiennent presque entièrement à la muqueuse de la bouche; *ainsi, là comme sur le voile du palais, l'impression des saveurs se fait sentir*. Il semblerait cependant que ce point de la muqueuse présente une sensibilité particulière qui nécessite de la part de l'opérateur une

(1) PERRIN. *Essai sur la rescision des amygdales*. Th. de Paris. An XIII, n° 461.

(2) DUPUY. *Dissert. sur l'infl. aig. et chron. des amygd*. Th. de Paris, 1822, n° 62.

(3) PERTUS. *L'amygdale considérée dans ses rapports anatomiques, physiologiques et pathologiques*. Th. de Paris, n° 156, 1824.

grande célérité..... La seule fonction de l'amygdale est de former, par une sécrétion folliculaire, un liquide blanchâtre, inodore, visqueux, presque identique au mucus buccal..... La sécrétion de la tonsille a lieu continuellement, mais augmente toutes les fois que l'organe est excité, pendant la mastication et surtout pendant la déglutition pendant laquelle sont réunis la présence des aliments, les mouvements de la mâchoire, l'abord du sang en grande quantité dans la bouche et le pharynx, enfin la pression de l'amygdale par le bol alimentaire ».

Nous allons voir que le rôle de l'amygdale tel qu'on peut l'envisager aujourd'hui, répond à une idée de beaucoup plus compréhensive.

I. — *Liquide de l'amygdale.*— Le liquide sécrété par l'amygdale, laisse voir, au microscope, des cellules épithéliales pavimenteuses, des cellules lymphatiques, des cristaux de cholestérine (Liégeois), et des organismes inférieurs.

Ce liquide a les mêmes caractères physiques que celui des petites glandes buccales ; il est certainement fourni par les glandes acineuses de l'amygdale et n'a aucun rapport avec la fonction de l'élément noble de l'amygdale, nous voulons parler du tissu adénoïde.

Frey, dans son histologie, se demande si les *corpuscules salivaires* qui sont en si grande abondance dans le liquide amygdalien, ne seraient pas des cellules lymphatiques détachées des mailles superficielles du tissu lymphoïde et arrivées dans la cavité buccale grâce à leur mouvements amiboïdes.

Depuis Frey, Stöhr (1) a observé des leucocytes dans leur émigration de l'amygdale et des glandes folliculeuses de la langue ; ils passent entre les cellules épithéliales et produisènt dans la bouche les corpuscules salivaires et les globules muqueux.

II. — *Rôle hématopoiétique.* — Il y a lieu de croire que l'amygdale, comme les ganglions lymphatiques, la rate, le thymus, etc... doit

(1) STÖHR. Ueber Mandeln und Balgdrusen. *Arch. f. path. An. und Phys.*, vol. XCVIII.

Le même auteur a fait connaître l'influence de la suppuration sur ce passage des leucocytes : dans un cas de pyopneumothorax, cette migration aurait complètement cessé. STÖHR : Ueber Tonsillen bei Pyopneumothorax, in *Sitzungsbericht der physik. med. Gesellsch.* Wurzbourg, 1884.

concourir à l'élaboration de la lymphe et à la formation des globules blancs. Comme les autres glandes à follicules clos, elle est très sujette aux hypertrophies et son développement anormal peut coïncider avec une hypertrophie générale des ganglions, ainsi qu'on peut le voir dans la leucocythémie. Enfin, les follicules clos sont surtout apparents chez l'enfant, et l'amygdale est relativement plus volumineuse chez l'enfant que chez l'adulte. Peut-être aurait-elle, à l'instar du thymus, de la glande pituitaire, etc... une fonction plus particulière pendant la période fœtale.

III.— *Prétendu rôle absorbant de l'amygdale.* —Hingston Fox (1), dans un travail sur les amygdales, admet d'abord que, quelles que soient leurs fonctions essentielles, elles doivent être en rapport d'une façon quelconque avec la déglutition et appartenir aux voies digestives. Il rappelle à ce propos que ses rapports immédiats forcent l'amygdale, quand elle est grosse et molle, à se mouler sur la langue, et enfin qu'il y a toujours frottement du bol alimentaire sur l'amygdale. Pour lui, l'amygdale ne sécrète aucun liquide lubrifiant destiné à humecter le pharynx et à faciliter la déglutition. Il croit plutôt que sa fonction est une fonction d'absorption par l'intermédiaire toutefois des leucocytes qui pourraient accomplir, suivant l'auteur, leur migration même à travers l'épithélium stratifié : cette manière de voir expliquerait l'absorption par les amygdales des poisons morbides tirés directement de la salive qui baigne continuellement les amygdales et en remplit les cryptes.

Ces glandes, dans l'intervalle des repas, réabsorberaient quelques-uns des aliments constituants de la salive, phénomène analogue à ce qui se passe pour la partie récrémentitielle de la bile qui rentre dans l'organisme au niveau de l'intestin. Les tonsilles, en tant que tissu adénoïde, sont un des lieux d'origine des leucocytes : elles interceptent des éléments de la salive qui seraient peut-être inutiles dans l'estomac, les absorbent et les amènent ainsi à concourir à la production des globules blancs. Hingston Fox ne donne aucune observation clinique ou micrographique pouvant servir de base à sa théorie qui nous paraît, d'ailleurs, une pure hypothèse.

Cependant nous dirons dans un instant que l'amygdale joue néan-

(1) Hingston Fox. The fonctions of the Tonsils, in *J. of Anatomy and Physiology*, t. XX, 1885-86.

moins le rôle d'un organe d'absorption : mais ce rôle doit être compris d'une manière absolument différente de celle d'Hingston Fox (voyez : Fonction phagocytaire de l'amygdale).

IV. — *Présence des microbes à l'état normal à la surface et dans les cryptes de l'amygdale.* — Il suffit d'examiner le mucus pris sur l'amygdale, pour constater qu'il existe, même chez un sujet sain, à la surface et dans les cryptes, un grand nombre de micro-organismes. Ces germes sont à peu près les mêmes que ceux qui existent dans la bouche ; il en est qui vraisemblablement ne sont pas pathogènes ; mais il est certain qu'ils comprennent, jusque dans l'état de santé parfaite, des microbes pathogènes définitivement classés : tels sont les divers microbes pyogènes (staphylococcus, streptococcus) ; tel est aussi le pneumocoque dont l'existence dans la salive des sujets sains, ayant eu ou non une pneumonie antérieure, a été démontrée par Pasteur, Fraenkel, Sternberg et Netter (1). Les cryptes des amygdales n'en sont pas exemptes. A ce propos, il importe de rappeler ici que, dans ses leçons sur les pneumonies de 1886, M. le Prof. Cornil a signalé la fréquence des amygdalites dans cette affection. Les cryptes, dit M. Cornil, renferment un liquide puriforme et le parenchyme est atteint d'œdème inflammatoire. Les raclages et les coupes montrent des micro-organismes parmi lesquels dominent des microcoques lancéolés, souvent encapsulés, qui sont ceux de la pneumonie. M. le Dr Netter a constaté, après M. Cornil, quatre cas d'amygdalite pneumonique : cette amygdalite à pneumocoques est le témoignage de la présence du parasite dans la tonsille.

V. — *Rôle phagocytaire de l'amygdale.* — Comment l'amygdale se défend-elle contre l'invasion de ces micro-organismes ? Depuis les travaux de Metchnikoff (2), la réponse ne saurait être douteuse. Le savant russe a démontré en effet que certaines cellules de l'organisme, issues du mésoderme, et particulièrement les leucocytes, possédaient la propriété de s'assimiler, de digérer les microbes pour les détruire. Ces cellules prennent le nom de *phagocytes*. Or si, comme l'a démontré

(1) CORNIL et BABÈS. *Les Bactéries*, article Pneumonie. — CORNIL. Épidémie de pneumonie. *Journal des conn. méd.*, 1886. — NETTER. Méningite pneumonique. *Arch. de méd.*, 1887. — MÉNÉTRIER. *Grippe et pneumonie en 1886.* Th. de Paris, 1887.

(2) METCHNIKOFF. *Annales de l'Institut Pasteur*, avril et juillet 1887.

M. Metchnikoff, les leucocytes possèdent spécialement la propriété de détruire les bactéries, l'amygdale n'est en somme qu'un amas de phagocytes, et, comme telle, devient une barrière, un rempart contre l'invasion des micro-organismes (1).

Diverses considérations tendent à démontrer ce rôle phagocytaire de l'amygdale. La disposition de sa surface qui est plissée, creusée de cryptes, semble être une condition favorable à l'arrêt des germes, par conséquent à leur destruction par digestion intra-cellulaire. D'ailleurs l'amygdale fait partie d'un véritable anneau lymphatique qui comprend toute la région de la gorge (amygdales pharyngée, tubaires, linguale et palatines). Cet anneau a un rôle important : son étendue, sa situation à l'extrémité supérieure du tube digestif et des voies respiratoires s'expliquent facilement si l'on accepte la fonction phagocytaire qui semble être son but final. Organe lymphoïde, l'amygdale multiplie ses éléments et leur donne ainsi la force du nombre, point capital pour vaincre dans la lutte où leur fonction spéciale sera d'arrêter, de fixer, puis de détruire les agents toxiques ou morbides. La plupart des amygdalites simples ne sont vraisemblablement que l'expression d'une réaction phagocytaire énergique et passagère. La défense de l'organisme nécessite-t-elle une réaction longtemps soutenue et supérieure à la normale, on comprend que l'amygdale finira par s'hypertrophier, en vertu de l'aphorisme : la fonction fait l'organe.

VI. *Amygdale considérée comme porte d'entrée des maladies infectieuses.* — Sous l'influence de causes diverses, le froid, le surmenage, l'alcoolisme, la misère physiologique, il se peut que s'amoindrisse l'aptitude des phagocytes à combattre les microbes, auquel cas la barrière amygdalienne sera franchie et l'organisme infecté. Les faits cliniques ont démontré que ce n'est pas là une pure hypothèse. Dès 1880, M. le Prof. Bouchard disait qu'il avait vu quatre fois

(1) Déjà Bickel croyait que le tissu lymphatique de la gorge arrêtait les principes infectieux ; il expliquait par cet arrêt, d'une part la fréquence des affections de la gorge de nature infectieuse, d'autre part la limitation de ces manifestations infectieuses aux portions du pharynx riches en tissu lymphatique (in *Arch. für pathol. An. und Phys.*, vol. XCVII, p. 340). En 1876, E. de Teutleben se demandait si, dans les cas de surdité accompagnant la fièvre typhoïde, on ne pouvait admettre une lésion de la tonsille tubaire.

l'amygdalite s'accompagner de néphrites infectieuses. Dans un cas, la mort survint avec des accidents typhoïdes. Dans deux autres cas l'urine présentait des bactéries. Enfin on sait que l'amygdalite peut se compliquer d'accidents articulaires (pseudo-rhumatisme infectieux), d'orchite et d'ovarite (Joal). Dans toutes ces circonstances, l'amygdalite se présente avec les allures d'une pyrexie grave, et on lui a donné le nom *d'amygdalite infectieuse* (Dubousquet-Laborderie).

La fréquence de l'amygdalite dans les pneumonies infectieuses (Cornil) ou dans les localisations inusitées du pneumocoque (méningite, Netter), permet de penser que l'amygdale peut servir de porte d'entrée au parasite de la pneumonie.

Que l'amygdale soit la porte d'entrée habituelle de l'affection diphthéritique, c'est là un fait tellement évident que nous croyons inutile d'y insister.

Dans un mémoire récent, Hingston Fox a pu soutenir avec assez de vraisemblance que la scarlatine était une infection ayant toujours envahi l'organisme par l'amygdale (1).

Enfin ne peut-on supposer que, dans quelques cas d'écrouelles, la porte d'entrée du bacille de la tuberculose a été l'amygdale? Rien dans les conditions anatomiques du système lympathique ne s'oppose à une semblable hypothèse.

VII. — *Affections secondaires des amygdales.* — Est-ce à dire que toutes les affections où l'amygdale est malade ont débuté par cette glande elle-même? Nullement. L'amygdale peut être malade secondairement comme tous les organes lymphoïdes. Dans toutes les maladies infectieuses dont le germe circule avec le sang, on sait qu'il y a une hypertrophie de tous les organes lymphoïdes ; et cette hypertrophie s'explique par cela que ces organes sont en somme des amas de phago cytes. On conçoit donc aisément qu'il existe des cas où la lésion n'est pas allée de l'amygdale vers le sang, mais où elle est venue du sang à l'amygdale. C'est probablement ce qui se passe quand la fièvre typhoïde entraîne des altérations de la gorge.

VIII. — *Phénomènes nerveux réflexes d'origine amygdalienne.* — L'irritation des nerfs amygdaliens est susceptible de produire, par action réflexe, des phénomènes nerveux à distance. Récemment M. Ruault

(1) Hingston Fox. *Proc. of med. Soc.*, vol. IX, 1886.

a étudié ceux qui sont provoqués par l'irritation thermique de la tonsille (1).

En appliquant une boule de galvano-cautère chauffée au rouge vers la partie moyenne de l'amygdale, on détermine très souvent une vive douleur d'oreille ; il s'agit là d'un réflexe (ou plutôt d'un phénomène nerveux dissocié) parti du glosso-pharyngien qui est en rapport avec les filets nerveux sensitifs de la caisse du tympan, par l'intermédiaire du ganglion otique.

Si au contraire, cette brûlure est faite à l'extrémité inférieure de l'amygdale, on obtient des réflexes dont le point de départ est, plus probablement, le pneumogastrique : toux, gastralgie, hypersécrétion acide de l'estomac. En se basant à la fois sur ces résultats expérimentaux et sur l'observation clinique, l'auteur est arrivé à conclure que l'irritation permanente des nerfs par l'hypertrophie amygdalienne, était capable de produire des phénomènes analogues chez certains malades. Nous reparlerons de ces faits à propos de la symptomatologie.

IX. — *Connexions physiologiques entre l'amygdale et les organes génitaux.* — En terminant nous rappellerons les relations physiologiques qu'on a toujours voulu établir entre les amygdales et les organes génitaux. Sans rappeler les anciens et la croyance populaire, citons les observations d'épidémies d'angines sans oreillons où des déterminations inflammatoires se firent alternativement sur les testicules ou les grandes lèvres et les ovaires et sur les amygdales (2). On faisait alors jouer un grand rôle à l'influence sympathique et à la métastase.

Genet (3) a décrit les troubles qui surviennent du côté des amygdales pendant la menstruation normale et régulière : ces troubles apparaissent sans bruit, sans cause occasionnelle, persistent quelque temps et disparaissent comme ils se sont installés, après les premiè-

(1) RUAULT. De quelques phénomènes névropathiques réflexes d'origine amygd. *Archives de laryng.*, 1888, page 154.

(2) BERGEN. Historia anginæ apostematodes, etc. *Nova acta physic. naturæ curiosorum*, t. I, 1757.

VERNEUIL. Des épanchements dans la tunique vaginale, métastatiques des inflammations de l'arrière-bouche. *Archiv. gén. de méd.* 1858.

JAMES. On sympathies between the Tonsils and the Ovaries. *Med. Times and Gaz.*, t. II, 1859.

(3) GENET. Thèse de Paris, 1881, no 116.

res gouttes de sang, sans traitement aucun, et sans précautions hygiéniques. Cette affection qui ne mérite pas même le nom d'amygdalite périodique cataméniale, devient quelquefois franchement aiguë, s'accompagne de fièvre et de douleurs et dure 6 à 8 jours.

L'angine ménorrhagique de Jaccoud, l'angine herpétique de Bertholle (1) seraient des états réellement morbides, et un degré de plus que le processus décrit par Genet.

Pour Ruault (communication orale), il s'agit là de phénomènes congestifs de nature réflexe, à point de départ génital, comparables aux congestions nasales de même nature et de même origine sur lesquelles Noland Mackenzie (de Baltimore) a appelé l'attention. Lorsque les phénomènes se réduisent à une congestion simple, c'est l'amygdalite périodique cataméniale de Genet. Mais cet état congestif de l'amygdale crée un état de réceptivité morbide; on conçoit donc que, dans certains de ces cas, les germes pathogènes amygdaliens puissent pulluler, et qu'on observe alors les phénomènes décrits par Jaccoud, et par Bertholle.

Pour Pearce Gould (2), une connexion ou une sorte de balancement n'existe pas spécialement entre les testicules et les amygdales, mais bien entre les testicules et les tissus adénoïdes; aussi verrait-on ces derniers tissus, normaux ou morbides (végétations adénoïdes), s'atrophier spontanément à l'époque de la puberté.

Hingston Fox (3) ajoute que l'atrophie spontanée des tissus lymphatiques et par conséquent des amygdales, est moins due à la puberté elle-même qu'à ce que, à dater de cette période, les centres d'élaboration des leucocytes vont en diminuant d'importance et sont à leur déclin physiologique.

Pour nous, nous partageons l'opinion d'Hingston Fox : il n'existe pas, à proprement parler, de connexions physiologiques entre les amygdales et les organes génitaux. Il n'existe, à notre avis, que des relations pathologiques, dont la nature se trouve amplement élucidée soit par l'hypothèse des réflexes génitaux, soit par la connaissance du rôle que peut jouer l'amygdale comme porte d'entrée d'infections diverses.

(1) BERTOLLE. *Union médicale*, 1886.

(2) PEARCE GOULD. *Soc. clinique de Londres*, 8 octobre 1886, et *Brit. Med. Journal*, 16 oct. 1886.

(3) HINGSTON FOX. Ibid.

CHAPITRE II

ANATOMIE PATHOLOGIQUE

§ 1. — Hypertrophie des amygdales palatines.

Nous dirons peu de chose ici de l'aspect macroscopique des lésions. En effet, lorsque l'on étudie une amygdale dont on vient de faire l'ablation, on est frappé de sa diminution de volume, diminution qui tient à ce qu'elle est devenue exsangue. Son aspect diffère également de celui qu'elle présentait étant en place. Nous renvoyons donc le lecteur au chapitre de la seconde partie qui traite des signes physiques. Nous nous bornerons à rappeler ici que Chassaignac a pesé les amygdales hypertrophiées qu'il a enlevées et qu'il leur a trouvé un poids variant de 3 à 7 gr. Ce poids est évidemment très approximatif puisqu'il a pesé les organes exsangues et qu'il n'avait pas enlevés en totalité. Aussi ces faits n'offrent-ils qu'un médiocre intérêt.

Muqueuse superficielle de l'amygdale. — Le revêtement épithélial est normal.

Le réseau papillaire du chorion muqueux est moins bien développé qu'a l'état normal : les papilles manquent et la muqueuse est étalée et comme tendue par l'hypertrophie du tissu sous-jacent, ce qui lui donne un aspect lisse et poli.

Le chorion muqueux est épaissi, et cet épaississement est dû non pas à une infiltration par des cellules lymphatiques épanchées dans ses fibres comme cela a lieu dans les amygdalites aiguës, mais bien à une formation nouvelle de faisceaux épais de tissu connectif.

Muqueuse des dépressions. — Mêmes modifications : les papilles ne sont plus visibles ; le chorion muqueux est sclérosé.

L'épithélium de revêtement est normal.

Les lacunes ou cryptes, rétrécies par l'hypertrophie considérable du tissu lymphoïde, sont réduites souvent à de simples fentes dont les parois sont en contact. Aussi ne trouve-t-on pas dans ces amygdales des kystes ou de grandes loges remplies de matière caséeuse, débris de cellules et de microbes ; la présence de ces masses caséeuses est très commune dans les amygdales des adultes, en dehors de tout état pathologique.

Tissu adénoïde. — Le tissu fibreux qui double le chorion est épaissi, ainsi que le tissu réticulé qui entoure et sépare les follicules : nombreux aussi sont les faisceaux épaissis autour des vaisseaux, en sorte que c'est là une véritable sclérose périvasculaire.

Les follicules lymphatiques sont très notablement altérés : arrondis, sphéroïdes ou ovoïdes, presque tous d'égal volume, ils ont leur bord très nettement accusé.

Leurs fibrilles ont conservé leur apparence normale, mais les cellules qui sont emprisonnées dans leurs mailles sont plus volumineuses qu'à l'état physiologique. Leur protoplasma est souvent granuleux et contient des granulations graisseuses fines. Leur noyau est ovoïde et volumineux.

L'état des cellules des follicules lymphatiques de l'amygdale et la sclérose du tissu conjonctif rapprochent l'hypertrophie amygdalienne de l'hypertrophie scrofuleuse des ganglions lymphatiques, mais on ne trouve pas dans la tonsille hypertrophiée les cellules géantes qui sont si nombreuses dans les ganglions strumeux (1).

Paulsen (2), puis Stöhr, ont constaté, dans les amygdales pharyngée et palatines hypertrophiées, les nodules secondaires de Flemming, les figures de la Karyokinèse. Ces formations se sont montrées en assez grand nombre dans l'amygdale pharyngée, en très grand nombre dans les amygdales palatines.

Cloisons fibreuses. — Les cloisons fibreuses de l'amygdale sont épaissies et formées de faisceaux de fibres très épais séparés par des cellules aplaties.

(1) CORNIL et RANVIER. *Histologie pathol.* Paris, 1884.

GAILLARD. Th. de Paris, 1881, n° 354. Cet excellent travail nous a été d'un grand secours pour la rédaction de ce chapitre.

(2) PAULSEN (de Kiel). Multiplication des cellules dans les glandes lymphatiques hypertrophiées et dans les amygdales. *Archiv. f. mikroscop. Anat.*, vol. 24, 1885.

Vaisseaux. — Les vaisseaux sanguins, artérioles et veinules, qui traversent le tissu fibreux, sont eux-mêmes fortement sclérosés. Leur tunique externe est très épaisse et leur calibre paraît diminué. Il en résulte que les amygdales hypertrophiées sont anémiques et que, si on a soin de pratiquer leur ablation en dehors de toute inflammation aiguë, l'hémorrhagie est insignifiante (Cornil et Ranvier). Souvent même une hémorrhagie inquiétante sera due non à la section du tissu propre de l'amygdale, mais à la blessure des piliers par le couteau ou plus fréquemment par la petite fourche annexée à l'amygdalotome.

§ 2. — Hypertrophie de l'amygdale pharyngienne.

Tumeurs et végétations adénoïdes du pharynx nasal.

Pour l'aspect macroscopique des lésions, nous renverrons à notre étude des signes physiques.

Selon Moure (1), les coupes des végétations adénoïdes ne diffèrent en rien de celles des amygdales hypertrophiées. L'hyperplasie porte sur tous les éléments des follicules clos, sur le tissu réticulé qui les entoure et les unit. Ces tumeurs sont uniquement composées de tissu adénoïde.

D'après Chatellier (2), elles sont tapissées, dans toute leur étendue, sauf au niveau du pédicule, par une couche non interrompue d'*épithélium vibratile*. Entre les lobes, la couche épithéliale s'insinue en s'adossant à elle-même. Cet épithélium est formé de cellules cylindriques dont l'extrémité, du côté de l'implantation, est très effilée; leur protoplasma est granuleux et leur noyau très visible. Au-dessous de cette couche, sont des cellules de remplacement de forme ovoïde et situées entre les prolongements terminaux des cellules cylindriques. Leur noyau est gros et entouré d'une mince zone de protoplasma.

La substance adénoïde proprement dite est formée par un réseau de fibrilles entre-croisées au milieu desquelles se trouvent noyées les petites cellules rondes. Les points d'anastomose des filaments forment des *nœuds* ou corps étoilés dont les prolongements ne sont autres que l'origine ou la terminaison des filaments qui constituent la trame du tissu. Quelques-uns de ces nœuds renferment un noyau.

Les filaments entrent en connexion directe avec les vaisseaux, et vont se perdre dans leur paroi externe. Au centre de la tumeur, on rencontre de très nombreux vaisseaux : les uns ont la structure de

(1) Moure. *Manuel pratique des maladies des fosses nasales*, 1886.

(2) Chatellier. *Des tumeurs adén. du pharynx*. Thèse de Paris, 1886.

petites artères, mais la plupart sont formés par une simple couche de cellules endothéliales (Chatellier). « La surface, dit Mégevand (1), est souvent revêtue d'un épithélium cylindrique, quelquefois *à cils vibratiles* encore visibles, principalement dans les petites fentes ou sillons. Ou bien il n'existe qu'un épithélium cylindrique stratifié ou enfin un épithélium cubique avec noyau entouré de protoplasma granuleux. Au-dessous une fine membrane formant séparation avec le tissu lymphoïde. Dans ce dernier on aperçoit de nombreux follicules, surtout autour de la muqueuse et le long des sillons..... »

« Par ci par là quelques petits kystes revêtus d'un épithélium cylindrique un peu aplati et sans cils, à contenu transparent..... La vascularisation est en général forte surtout le long de la muqueuse et dans la couche du tissu conjonctif sous-adénoïdien où l'on voit souvent, dans les mailles, des cellules adipeuses. Le tissu réticulé est par places trouble, finement granuleux, ou bien dans d'autres cas il semble tout à fait normal. Les conduits excréteurs des glandes peuvent être agrandis, mais nous n'avons pu constater de kyste glandulaire » (Mégevand).

(1) MÉGEVAND. *Loc. cit.*

§ 3. — Hypertrophie du tissu lymphoïde du pharynx buccal. — Pharyngite latérale hypertrophique, pharyngite granuleuse.

Les granulations pharyngées, qui atteignent quelquefois la grosseur d'un pois, présentent souvent un aspect gélatiniforme et sont habituellement entourées d'un réseau de vaisseaux sanguins congestionnés. Chez les enfants, ce réseau vasculaire manque souvent, et les granulations elles-mêmes sont fréquemment presque translucides, ce qui peut les rendre difficiles à voir, même lorsqu'elles sont très grosses.

Sur les parties latérales du pharynx, elles forment souvent comme une couche continue et coïncidant avec l'hypertrophie du tissu adénoïde infiltré de ces régions du pharynx (pharyngite latérale de Schmidt (1), Michel (2), Hering (3).)

Les lésions histologiques des granulations pharyngiennes ont été étudiées en 1880 par Saalfeld. Après avoir décrit l'aspect macroscopique de la lésion, cet auteur fait remarquer qu'on peut facilement distinguer au sommet de chaque granulation une petite fente longitudinale visible surtout sur les pièces préparées à l'alcool. Saalfeld (4) prétend avoir été le premier à découvrir ce détail : nous le renverrons au traité de l'angine glanduleuse de Gueneau de Mussy (1857), où ce point est très nettement indiqué.

L'exploration microscopique prouve que l'orifice du canal excréteur des glandes muqueuses est entouré par une couche épaisse de tissu adénoïde boursoufflé, qui infiltre quelquefois d'une façon homogène les tissus de la muqueuse, sans former de follicules ronds ou

(1) SCHMIDT. *Deutsch. Archiv. für Klin. medic.*, XXVI, Heft 3 et 4, 1880.

(2) MICHEL. *Zur Behandlung der Krankheiten der Mundrachenhöhle und des Kehlkopfes*, 1880.

(3) HERING. De la pharyngite chron. en général et de la pharyn. latérale en particulier. *Revue mensuelle de laryngol.*, t. II, 1882.

(4) SAALFELD. Cité par HERING.

oblongs limités ; d'autres fois, on trouve, à côté de cette couche diffuse, des follicules engorgés où le stroma du tissu réticulaire est plus condensé.

L'épithélium s'atrophie plus ou moins de manière à n'avoir qu'une ou deux couches de cellules. Il arrive même qu'il disparaît complètement, et alors la granulation présente à sa surface une perte de substance. Quant à la muqueuse, Saalfeld l'a trouvée peu altérée ainsi que les tissus sous-muqueux.

Quelquefois cependant, elle était hypertrophiée : augmentation du nombre normal des follicules et des cellules lymphatiques agglomérées autour des follicules ou dans le parenchyme de la muqueuse.

Pour MM. Cornil et Ranvier, on voit, à la surface de la granulation, le revêtement épithélial épais et le corps papillaire au-dessous duquel le chorion est plus ou moins infiltré de cellules lymphatiques. Le relief de la granulation est presque entièrement formé par le follicule clos qui en occupe le centre. Quelquefois, au lieu d'un seul follicule, on en trouve deux ou trois contigus. Le conduit excréteur des glandes acineuses passe entre ces follicules ou à leur bord, quelquefois même au milieu de l'un d'eux, mais les acini glandulaires siègent plus profondément, dans le tissu conjonctif du chorion, au-dessous de la région occupée par les follicules clos.

L'inflammation du tissu conjonctif de la muqueuse et des glandes acineuses n'entre pour une part dans la constitution de la granulation que tardivement, chez l'adulte par exemple, car jamais chez l'enfant on n'observe du véritable catarrhe des glandes. Le tissu adénoïde seul est pris chez l'enfant, en même temps souvent que les amygdales palatines et pharyngée.

§ 4. — **Hypertrophie de l'amygdale linguale.**

Pour la description des tumeurs vues à l'œil nu dans le miroir, nous renvoyons à l'étude des signes physiques.

Il résulte des recherches de Swain (1), que l'hypertrophie de l'amygdale linguale ne diffère que fort peu de celles des amygdales palatines, au point de vue histologique. Cet auteur a en effet constaté que l'hypertrophie porte à la fois sur tous les éléments de l'amygdale linguale qui sont augmentés de volume en totalité : les follicules eux-mêmes deviennent beaucoup plus volumineux. Cette hypertrophie a une ressemblance étroite avec celle de la tonsille palatine, et fournit une nouvelle preuve de la similarité des deux organes.

(1) SWAIN. Les glandes folliculaires de la base de la langue et leur hypertr. *Deutsches Archiv für Klin. Méd.*, vol. 39, 1886.

DEUXIÈME PARTIE

ÉTUDE CLINIQUE

CHAPITRE PREMIER

HYPERTROPHIE DES AMYGDALES PALATINES

§ 1. — Signes physiques.

A. — INSPECTION

Volume. — Pour nous, nous appelons amygdales hypertrophiées celles dont le volume dépasse la normale assez pour écarter visiblement l'un de l'autre les piliers du voile du même côté, ou pour rétrécir l'isthme du gosier d'une façon nettement appréciable.

Selon l'âge du sujet et le degré de l'hypertrophie, le volume des tonsilles peut varier entre celui d'une grosse cerise et celui d'un petit œuf de poule.

Presque toujours, sinon toujours, les deux amygdales sont prises à la fois, mais le plus souvent, l'une d'elles est plus grosse. Cette règle de la bilatéralité des lésions est tellement vraie qu'elle est un important élément de diagnostic : lorsqu'on se trouve en présence d'une hypertrophie chronique ayant atteint isolément une amygdale, l'autre restant indemne, on doit toujours penser qu'il ne s'agit pas d'une hypertrophie simple, mais plutôt d'une tumeur ou de la syphilis.

Situation. — A volume égal, les amygdales peuvent se trouver à des distances différentes de la ligne médiane. Tantôt elles sont saillantes, dégagées des piliers du voile qui conservent leur écartement normal. Elles semblent alors appendues au fond de la loge amygdalienne par une sorte de pédicule (*amygdales pédiculées*). Dès lors, si leur volume est un peu considérable, elles descendent dans le pharynx où elles plongent en vertu de leur pesanteur (*amygdales plongeantes*).

Tantôt, avec un volume non moins considérable, elles restent encastrées dans leur loge et y adhèrent par une large base. Elles écartent alors fortement l'un de l'autre les piliers du voile (*amygdales enchatonnées*). On conçoit dès lors, qu'à volume égal, des amygdales enchatonnées rétrécissent moins l'isthme du gosier que les tonsilles pédiculées. D'autres fois enfin, il semble que l'augmentation de volume de la glande se soit faite surtout dans le sens antéro-postérieur. Les amygdales enchatonnées, quoique nettement hypertrophiées, peuvent alors ne faire qu'une très petite saillie en dehors des piliers, et ne causer aucun rétrécissement de l'isthme (*hypertrophie latente*) (1).

Forme. — Les amygdales hypertrophiées peuvent présenter différentes formes.

Lorsqu'elles sont pédiculées, elles ont ordinairement une forme ovoïde, c'est-à-dire ne différant pas de la normale, au volume près.

Lorsqu'elles sont enchatonnées (2), elles peuvent présenter une forme régulièrement arrondie ou hémisphérique, mais plus fréquemment elles sont irrégulièrement polyédriques. Souvent pyramidales, elles peuvent présenter un prolongement soit supérieur et logé dans la gouttière séparée par les deux piliers (pyramide irrégulière à sommet supérieur), soit inférieur et plongeant dans le pharynx (pyramide irrégulière à sommet inférieur).

D'autres fois, mais beaucoup plus rarement, cet aspect pyramidal

(1) M. DE SAINT-GERMAIN semble avoir appliqué cette expression non seulement à l'aspect dont nous parlons ici, mais aussi aux amygdales qui présentent un véritable *prolongement* inférieur, ce qui nous paraît tout à fait différent.

(2) C'est à cet aspect que GUERSANT avait donné le nom d'amygdales enchatonnées, à tort suivant nous, puisque, dans l'aspect précédent, l'enchatonnement existe évidemment au même degré. M. Ruault a appelé *latente* cette variété d'hypertrophie enchatonnée qui ne fait aucune saillie.

ou plutôt piriforme, devient fusiforme : c'est-à-dire que l'amygdale enchatonnée offre deux prolongements, l'un en haut et l'autre en bas.

Coloration. — La coloration est très variable. Elle peut ne différer en aucune façon de celle des parties voisines. Souvent l'amygdale est plus pâle ; elle varie depuis le gris plus ou moins jaunâtre jusqu'à une teinte franchement opaline, et un aspect presque translucide (Lasègue). Dans d'autres cas, elle est au contraire rouge foncé, et quelquefois livide et même violacée.

Aspect de la surface. — La surface de l'amygdale peut être lisse et polie, ou au contraire plus ou moins finement grenue et comme villeuse. Quelquefois la glande est mamelonnée, avec des dépressions larges et profondes qui la séparent en plusieurs lobes. Ces dépressions répondent à des tractus fibreux rétractés, et, par conséquent, ne se voient que dans des hypertrophies déjà anciennes.

Un autre état de la surface est représenté par la forme polypeuse ou en grappe. Frühwald (1), entre autres, a vu un polype gros comme une amande, pourvu d'un pédicule de 6 millimètres de long sur 4 de large, et *formé de tissu adénoïde*, implanté à la partie supérieure de l'amygdale droite. Nous-même avons rencontré plusieurs enfants de la colonie de Vaucluse ou des malades de la Clinique laryngologique des sourds-muets, porteurs d'amygdales polypeuses; chez quelques-uns, les piliers étaient également envahis par cette production adénoïde.

Quelquefois, l'entrée des cryptes est tout à fait invisible; d'autres fois on les voit si on examine avec attention. Dans beaucoup de cas, cette entrée est décelée par la présence d'une matière blanc jaunâtre formée de détritus épithéliaux, de globules blancs, etc. Ce dernier aspect est bien plus fréquent à la suite des poussées inflammatoires.

Ces différents caractères : volume, situation, forme, etc., ne peuvent être nettement constatés que par un examen approfondi, nous dirons : presque minutieux. Il est nécessaire d'employer un abaisse-langue convenable et de longueur suffisante, d'examiner le malade en pleine lumière, et, si la lumière diffuse du jour est insuffisante (ce qui est presque la règle), d'utiliser la lumière solaire reflétée dans la

(1) FRUHWALD. Ein polyp auf der rechten Tonsille. *Wiener med. Wochenschrift*, n° 44, 1879.

gorge à l'aide d'un miroir frontal, ou, à son défaut, une forte lumière artificielle.

Le médecin doit faire asseoir le malade bien en face de lui, lui recommander de se tenir droit, la tête très légèrement penchée en arrière. Il lui fait alors ouvrir la bouche, place franchement l'abaisse-langue bien à plat sur la langue et la déprime progressivement en recommandant au malade de respirer tranquillement. On arrive ainsi à empêcher les réflexes et notamment l'effort de vomissement, ou, tout au moins, à le retarder assez pour pouvoir terminer l'examen avant qu'il se produise. Ces précautions, qui sont de la plus haute importance, comme nous allons le voir, sont, dans la plupart des cas, assez faciles à prendre, pour peu que médecin et malade aient de la patience. A la clinique laryngologique des sourds-muets, où nous avons l'occasion d'examiner la gorge d'un très grand nombre d'enfants, nous pouvons nous convaincre, chaque jour, que ce n'est pas seulement chez les adultes que ce mode d'examen est praticable. Avec beaucoup de douceur, nous arrivons journellement à l'employer chez des enfants de 3 ou 4 ans, dès que nous sommes parvenu à les rassurer et à calmer leur frayeur. Faute de se conformer à cette méthode d'examen, on est exposé à des erreurs d'interprétation qu'il faut bien avoir présentes à l'esprit lorsqu'on a affaire à des enfants trop jeunes ou indociles, ou à des adultes à réflexes pharyngés exagérés.

Pendant les efforts de vomissement, provoqués alors par l'abaisse-langue, les amygdales deviennent subitement plus rouges qu'elles ne l'étaient auparavant, et, chez quelques sujets, elles semblent devenir violacées, en même temps que *leur volume paraît augmenter*. Ce dernier phénomène n'est qu'une apparence ; il est dû au mouvement rotatoire ou spiroïde, ainsi dénommé par Chassaignac, et en vertu duquel la face interne de la glande devient antérieure, ou tout au moins antéro-interne (Ruault).

Dans certains cas, au contraire, M. Ruault (1) recommande de provoquer, en portant vivement l'abaisse-langue en arrière et en bas, cet effort de vomissement. C'est alors un moyen de diagnostiquer la variété d'hypertrophie enchatonnée qu'il a appelée latente ; la face interne de l'amygdale, devenant presque antérieure, apparait alors plus

(1) RUAULT. Contribut. à l'ét. des hyper. amygd. *Union méd.*, 26 mai 1887.

arrondie et beaucoup plus large que sur les amygdales normales.

Indépendamment des lésions de l'amygdale, l'inspection fait encore reconnaître l'état des parties voisines. On pourra voir le voile du palais déjeté en avant, surtout lorsque les amygdales sont très grosses et enchatonnées. La luette peut être repoussée d'un côté lorsque l'hypertrophie est surtout unilatérale, ou bien repoussée en avant par les glandes hypertrophiées, ou cachées derrière elles. Il arrive parfois que la limite entre le pilier et la glande est à peine sensible ; il semble qu'une néo-membrane, souvent garnie d'arborisations vasculaires, s'étende, à la façon d'un pont, entre le pilier antérieur et l'amygdale elle-même (Ruault).

Dans quelques cas, on peut voir également, sur le pilier antérieur, un boursouflement de la muqueuse causé par l'hypertrophie de ses follicules, ce que Wagner appelle une amygdale accessoire (1).

L'aspect de la gorge est d'ailleurs très variable. La muqueuse du voile du palais et du pharynx peut être normale ou présenter des signes d'inflammation chronique. Ce dernier fait est la règle chez les adultes. La pharyngite granuleuse s'observe souvent, mais n'est pas constante. Chez les enfants, on voit fréquemment, surtout dans les formes molles, des granulations qui sont très souvent pâles, à peine colorées, tandis que chez les adultes, chez lesquels on les trouve aussi, elles sont plus rouges et enflammées. Nous étudierons leurs divers aspects au chapitre consacré à l'angine granuleuse.

B. — PALPATION

Il ne faut pas non plus négliger la palpation, bien qu'elle ne nous donne que peu de renseignements. En effet, elle seule peut nous apprendre quelle est la consistance de la glande.

Pour la pratiquer, il faut s'y reprendre à deux reprises différentes, et palper successivement chaque amygdale avec la pulpe de l'index.

On trempe au préalable le doigt dans l'eau. Cette précaution que recommandait toujours notre regretté maître le Prof. Lasègue, permet, en effet, au doigt de glisser plus aisément sur les parties, et les

(1) WAGNER. In *Ziemssen's Handbuch*. Déjà cité.

sensations tactiles sont mieux perçues. On fait ouvrir largement la bouche au sujet, et on introduit, doucement et franchement, le doigt entre les molaires du côté à examiner, parallèlement au plan de l'amygdale, la face palmaire du doigt dirigée en dehors. On palpe alors la glande dans toute son étendue, en appréciant successivement sa consistance, l'état de sa surface, ses dimensions, et sa friabilité.

Cet examen donnera des renseignements d'autant plus précis qu'il sera mieux supporté par le malade.

Aucune douleur véritable n'en sera le résultat, sauf, naturellement, pendant les périodes d'inflammation aiguë. Tout ce qui peut se produire, c'est une nausée, un effort de vomissement. Ce réflexe, qui, chez beaucoup de malades à grosses amygdales, est très prononcé, est, au contraire, aboli chez quelques-uns. Les arriérés de la Colonie de Vaucluse, sur l'histoire desquels nous reviendrons plus loin, ont été fréquemment dans ce dernier cas.

La consistance de l'amygdale hypertrophiée est variable. Elle est quelquefois molle, et le doigt ne perçoit qu'une sensation pâteuse, sans aucune résistance. Quelquefois, elle est friable, au point qu'on peut retirer le doigt taché de sang. Dans ces cas, on ramène parfois avec l'ongle de petits grains arrondis, qui ne sont autre chose que des amas de follicules. La friabilité de la glande n'est d'ailleurs pas en rapport constant avec sa consistance. Mais, dans d'autres cas, la glande est dure; sa consistance devient fibreuse, et, quelquefois même, comme cartilagineuse.

Parfois, à l'aide de la palpation, on pourra soupçonner ou constater nettement l'existence d'un calcul de l'amygdale, fait qui paraît être très rare.

La palpation digitale de la région sous-maxillaire ne peut être d'aucune utilité au point de vue de la constatation de l'état de l'amygdale elle-même, mais elle fait souvent sentir un ganglion spécial. « Ce ganglion, situé juste à la hauteur de l'amygdale, et qui a une direction à peu près horizontale, a une relation très intime avec l'état de l'amygdale... C'est le ganglion amygdalien par excellence » (1). Nous pouvons ajouter que l'adénite cervicale et sous-maxillaire coïncide fréquemment avec certaines hypertrophies amygdaliennes.

(1) CHASSAIGNAC. Leçons faites à Lariboisière. *Gazette des hôpitaux*, 1854.

§ 2. — Troubles fonctionnels.

A. — DOULEUR

Ainsi que nous l'avons dit en parlant du palper, la douleur n'existe pas en dehors des poussées inflammatoires. Il en est de même de la douleur à la déglutition, et de la douleur spontanée.

B. — TROUBLES DIGESTIFS

Ce qu'on peut surtout rencontrer comme troubles digestifs, ce sont la gêne de la déglutition, les vomituritions et la dyspepsie.

La gêne de la déglutition est extrêmement variable et n'est nullement en rapport, malgré les apparences, avec le degré de gonflement des amygdales. Elle dépend, au plus haut point, de l'individu, et est sur tout marquée pendant les poussées inflammatoires. En dehors de ces poussées, elle est peu accusée ordinairement. Cependant, bon nombre d'enfants avalent de travers, et beaucoup d'entre eux mangent très lentement. Ces phénomènes s'expliqueront facilement, si l'on songe que les liquides refluent parfois par les fosses nasales, par suite de l'immobilité et d'un certain degré de parésie du voile du palais.

Le malade éprouve quelquefois, en avalant, la sensation d'un corps étranger dans la gorge, et, parfois aussi, de la difficulté à faire mouvoir la mâchoire inférieure.

Les *vomituritions* s'observent aussi. Quelques malades ne peuvent, sans faire un effort de vomissement, supporter le contact le plus léger de l'abaisse-langue.

Les grosses amygdales pédiculées sont susceptibles de donner des nausées au patient, quand il ouvre largement la bouche. Nous avons pu constater plusieurs fois ce phénomène, qui était poussé à l'extrême, sur un jeune homme, porteur, en même temps, d'une grenouillette fort développée. Ses amygdales, très volumineuses, étaient pédiculées. Cachées d'ordinaire derrière les piliers antérieurs qu'elles repoussaient en avant, et comme sanglées par eux, elles sortaient brusquement, quand on faisait ouvrir largement la bouche au malade. Elles venaient alors, appuyer sur la luette et sur la base de la langue et provoquaient par là un violent effort de vomissement. Il n'était pas besoin de porter au fond de la gorge soit le doigt, soit un abaisse-langue, pour répéter ce réflexe. L'écartement des mâchoires suffisait.

D'autres malades se plaignent d'avoir des nausées continuelles. Ce symptôme était très marqué chez un jeune enfant observé par M. Ruault (1), et également chez un jeune étudiant en médecine, atteint de chancre induré de l'amygdale, et qui, en outre de ses nausées, sans interruption, ne pouvait ouvrir largement la bouche, sans faire de violents efforts de vomissement.

Les amygdales hypertrophiées produisent-elles le vomissement, comme le ferait un corps étranger quelconque arrêté dans l'isthme du gosier ; l'irritation des terminaisons du glosso-pharyngien tient-elle au contact, au frottement des parties ? Ou bien les terminaisons nerveuses amygdaliennes seules sont-elles irritées par l'inflammation chronique de la tonsille, d'où production d'un réflexe qui part des rameaux tonsillaires du glosso-pharyngien (Ruault) ? Les deux causes peuvent, croyons-nous, produire le vomissement, dans le cas qui nous occupe.

Enfin, les digestions peuvent être altérées. Suivant Baudens (2) et Chassaignac (3), s'installerait une *dyspepsie* due aux hypersécrétions pharyngiennes et amygdaliennes, qui sont quelquefois purulentes, et même à l'imperfection des fonctions gustatives. — Quoi qu'il en soit de ces faits, on peut affirmer que, alors que la gêne de la déglutition et les vomissements se voient également sur les enfants et sur les adultes, les troubles gastriques au contraire se rencontrent beaucoup plus fréquemment chez ces derniers. Il est de règle d'observer, chez les

(1) Ruault. De quelques phénomènes névropath. réflexes, d'origine amygdalienne. *Archives de laryng.*, 15 avril 1888.

(2) Baudens. *Gaz. des hôpitaux*, 1833.

(3) Chassaignac. Leçons à l'hôp. Lariboisière. *Gaz. des hôp.*, 1854.

adultes de 25 à 30 ans, et souvent même chez des sujets de 20 à 25 ans, atteints d'hypertrophie des amygdales, des troubles gastriques : dyspepsie avec ou sans gastralgie, avec ou sans dilatation de l'estomac (1). Ces troubles digestifs seraient-ils dus à des réflexes divers, sensitifs, sécrétoires, inhibitoires, ayant leur point de départ dans les terminaisons nerveuses irritées de l'amygdale hypertrophiée ? Il est probable, car, chez des sujets *même indemnes de troubles gastriques*, la cautérisation ignée de l'amygdale provoquait instantanément de la douleur épigastrique ou une hypersécrétion acide de l'estomac (2).

L'inflammation chronique de l'amygdale peut-elle être encore cause de réflexes pareils ? La question ne peut être encore résolue, puisque, ni M. Ruault ni nous-même n'avons pu observer jusqu'ici la guérison d'une dyspepsie à la suite des traitements uniquement dirigés contre l'hypertrophie des amygdales. Nous nous bornerons donc, comme lui, à signaler la coïncidence, sans commentaires.

N'oublions pas enfin que l'hypertrophie, chez les très jeunes enfants, rend fort difficile leur allaitement, mais l'hypertrophie est très rare avant le sevrage.

C. — TROUBLES RESPIRATOIRES

1° *Respiration.* — Quand l'hypertrophie des amygdales est très considérable, elle devient un obstacle sérieux à la respiration.

En effet, les deux glandes juxtaposées opposent un véritable obstacle au passage du courant d'air, qui va des fosses nasales au larynx ; aussi, la respiration nasale devient-elle difficile, même lorsque le nez et le pharynx nasal sont perméables.

La respiration buccale elle-même devient difficile, lorsque le voile du palais, refoulé en avant, a tendance à s'appliquer sur la base de la langue. C'est surtout pendant le sommeil, que cette gêne respiratoire se révèle par le *ronflement*. Le sujet dormant la bouche ouverte, le voile du palais vient s'appliquer à la base de la langue, et l'air inspiré est obligé de se frayer péniblement un passage entre

(1) RUAULT. *Communication orale.*
(2) RUAULT. *Mémoire déjà cité.*

la base de la langue et le voile inerte, par un espace linéaire très étroit, et dont les dimensions sont encore diminuées par l'hypertrophie amygdalienne. L'air ne pénètre et ne sort ensuite que difficilement et avec bruit (*ronflement bucco-pharyngé*), et en quantité insuffisante. Au bout d'un certain temps, le sujet commence à asphyxier (1).

Cette dyspnée pharyngienne est encore plus marquée pendant les accès d'amygdalite aiguë greffés sur les tonsilles déjà hypertrophiées; dans les cas les plus graves, on voit même survenir alors un véritable tirage et un commencement d'asphyxie qui épouvantent l'entourage du malade.

Toutefois, ces troubles respiratoires sont rarement attribuables uniquement à l'hypertrophie des amygdales palatines. Les anciens auteurs les ont exagérés, parce qu'ils ignoraient l'existence de l'hypertrophie de l'amygdale pharyngée, qui en est bien plutôt la cause. — Aussi, étudierons-nous, au chapitre des tumeurs adénoïdes, les troubles respiratoires que nous ne faisons que signaler ici.

2° *Névroses respiratoires attribuables à l'hypertrophie des amygdales palatines.* — Ce sont : l'asthme bronchique et la toux amygdalienne.

a. — L'*asthme* bronchique ou asthme vrai coïncidant avec l'hypertrophie tonsillaire ou la compliquant, et cédant à l'amygdalotomie, a été d'abord signalé par Schmidt, en 1877, et par Parker en 1879. On trouve, dans le mémoire de M. Ruault, une observation communiquée par M. Rendu, dans laquelle un enfant de 8 ans fut atteint, à la suite d'une rougeole, de véritables accès d'asthme et de bronchites répétées à caractère spasmodique, en même temps que ses amygdales s'hypertrophiaient démesurément.

Le traitement médical dirigé contre l'asthme n'eut aucune efficacité. Mais l'ablation des amygdales fit cesser les accidents nerveux comme par enchantement, ce qui montre que l'asthme était bien d'origine amygdalienne.

Ces faits d'asthme amygdalien paraissent être très rares; nous n'en connaissons pas d'autres observations. M. Ruault y voit une névrose réflexe analogue à l'asthme nasal.

b. — La *toux* est, au contraire, un symptôme assez fréquent de l'hypertrophie des amygdales.

(1) Ruault. *Communication écrite.*

Dupuytren la croyait un résultat du catarrhe concomitant des bronches. Pour Wagner (1), un catarrhe s'installe quelquefois sur le larynx, d'où enrouement et toux opiniâtre. Robert (2), n'ayant rien trouvé à l'auscultation, envisage cette toux comme purement sympathique.

La toux est constante, pénible, s'exaspère par moments et devient paroxystique et quinteuse, « symptômes que j'ai vus plus d'une fois donner naissance à la crainte non justifiée de la phthisie, et, dans d'autres cas, où, effectivement, il y avait de la tuberculisation, conduire à porter un pronostic plus sombre que ne le comportait l'importance du désordre pulmonaire (3). »

Quelquefois, elle se manifeste sous forme de raclements presque continuels.

La toux amygdalienne est souvent nocturne ; chez un homme de 40 ans, qui possédait une amygdale gauche énorme et avait, en même temps, une hypertrophie des cornets du nez à gauche, la toux revenait toutes les nuits, quinteuse, insupportable.

Nous citons ce cas comme un type de toux amygdalienne. Beaucoup de malades ne toussent que lorsqu'une poussée aiguë, même fort légère, est survenue, ou lorsqu'un exercice violent, un escalier à monter, etc., les a essouflés.

« Lorsqu'il s'agit, dit M. Ruault (4), d'hypertrophie totale de l'amygdale, la toux se montre de préférence par accès, soit nocturnes, soit matutinaux, soit vespéraux, et cesse dans l'intervalle. Elle revient pour ainsi dire périodiquement, au même moment de la journée ou de la nuit, et ne cède à aucun des traitements généraux institués contre elle.

« Plus fréquente chez les enfants nerveux et impressionnables, d'apparence débile, elle inquiète beaucoup les parents et désespère le médecin s'il en méconnaît la cause. »

Pour cet auteur, la toux amygdalienne est une névrose réflexe comparable à la toux nasale. Il fait très justement remarquer en

(1) Wagner. *Loc. cit.*

(2) Robert. Mémoire sur le gonfl. chron. des amyg. chez les enf. *Bulletin général de thérap.*, 1843.

(3) West. *Leç. sur les Mal. des enfants.* Traduit par Archambault, 1875.

(4) Ruault. Mémoire cité.

effet, que la cautérisation ignée de l'amygdale, et spécialement de sa partie inférieure, peut provoquer un accès de toux quinteuse. Il est donc possible que ce réflexe soit causé par l'irritation des terminaisons nerveuses de l'amygdale, irritation due à l'inflammation de la glande. Il est possible également, que le contact répété de l'épiglotte et d'un prolongement amygdalien scléreux amène la toux, par irritation, soit de l'amygdale, soit de l'épiglotte.

Il s'agirait, dans tous ces cas, d'irritations des terminaisons nerveuses du pneumogastrique. Lorsque, au contraire, il n'y a point de prolongement inférieur de la glande, et qu'on se trouve en présence de grosses amygdales enchatonnées, on peut se demander si le réflexe ne part pas des filets nerveux de la muqueuse des piliers comprimée et distendue par l'amygda'e hypertrophiée. Il s'agirait alors d'une toux du trijumeau.

D. — TROUBLES DE LA VOIX.

La voix est tout à fait comparable à celle des sujets atteints d'amygdalite aiguë ; elle est moins nette, épaisse, comme pâteuse : il semble qu'ils aient de la bouillie dans la bouche.

La voix ne devient nasillarde que lorsque des végétations adénoïdes ou une rhinite avec obstruction des fosses nasales, compliquent l'hypertrophie des amygdales palatines.

L'articulation des sons est difficile.

La prononciation devient indistincte, défectueuse, en particulier pour les lettres l et r (Paralalia litteralis) (1).

Les petits enfants apprennent à parler avec plus de difficulté.

Quelquefois, la phonation est interrompue brusquement par une constriction du pharynx et une toux gutturale sèche, dès que le malade élève la voix, crie ou parle haut pendant quelque temps.

L'étendue de la voix est plus limitée. Dans tous les cas, sa tonalité est élevée ; un cas, d'ailleurs unique, est souvent cité à ce propos : Roux aurait fait perdre à un ténor deux notes du haut en lui enlevant les amygdales (Follin et Duplay).

(1) WAGNER. In *Ziemssen's Handbuch.*

E. — TROUBLES DES ORGANES DES SENS.

1° *Odorat et goût.* — Les troubles de l'odorat et du goût sont très fréquents.

Un goût émoussé ou complètement aboli est souvent la conséquence d'une diminution ou d'une suppression de l'odorat. La dessiccation de la muqueuse linguale peut également entrer en ligne de compte, comme cause des troubles du goût.

Les troubles de ces deux sens ne sont pas en rapport direct avec l'hypertrophie des amygdales palatines ; ils relèvent bien plutôt de l'imperméabilité nasale et des tumeurs adénoïdes du pharynx, qui accompagnent si souvent le gonflement chronique des tonsilles palatines. Nous en parlerons plus loin.

2° *Vue.* — Suivant Chassaignac, l'hypertrophie amygdalienne aurait une influence, sinon sur l'origine, du moins sur la durée de certaines ophthalmies chroniques, comme la conjonctivite, la kératite, la blépharite ciliaire, affections qui relèvent bien plutôt du lymphatisme général de l'individu.

Sur 52 élèves des collèges militaires de Moscou, atteints d'hypertrophie des amygdales, M. Ouspenski (1) a constaté de la myopie chez un tiers.

3° *Ouïe.* — Les troubles de l'ouïe sont une complication très fréquente de l'affection qui nous occupe, et principalement de l'hypertrophie de tout le tissu adénoïde du pharynx.

Plusieurs théories ont été successivement émises pour expliquer la *surdité amygdalienne* ou surdité de la gorge (Throat-deafness).

1re *Théorie.* — Les parties latérales du voile du palais sont refoulées par l'amygdale hypertrophiée, d'où compression directe, occlusion mécanique de l'orifice guttural de la trompe d'Eustache. Cette opinion a été admise sans conteste par Robert (2), Yearsley (3),

(1) Ouspenski. *Medicinskoïé Obozrénie*, n° 2. Analysé dans le *Bulletin médical* du 25 mars 1888.

(2) Robert. Mémoire sur le gonflem. chron. des amygd. *Bullet. gén. de thérap.*, 1843.

(3) Yearsley. *Throat-deafness.* London, 1853, 1re édit.

Ménière, Itard (1), Guersant (2), et même par West (3). Itard admet de plus, d'ailleurs, comme causes, le boursouflement de la muqueuse et le catarrhe.

D'après Guersant, c'est surtout dans le cas d'amygdales enchatonnées « qu'on observe la diminution de l'ouïe, et l'on conçoit aisément que les amygdales ainsi bridées et refoulées contre la trompe d'Eustache puissent la comprimer au point de déterminer la surdité ».

2e *Théorie.* — Cette opinion a été combattue par Kramer (4) et Chassaignac (5). Celui-ci avoue que l'oblitération mécanique est une donnée très contestable au point de vue anatomique. En effet, l'orifice guttural de la trompe se trouve à 3 centimètres environ au-dessus du sommet de l'ogive formée par les piliers. Il faudrait, pour l'atteindre, que l'amygdale pût subir un accroissement vertical et supérieur. Or, l'amygdale hypertrophiée a beaucoup plus de tendance à se développer vers les régions déclives, où rien ne gêne son évolution.

Itard, que nous avons cité plus haut, parlait, déjà, en 1842, de catarrhe et de boursouflement de la muqueuse comme causes accessoires. Harvey (6) n'admet que la propagation de l'inflammation à la trompe. Duplay incrimine le catarrhe naso-pharyngien, si souvent concomitant.

3e *Théorie.* — Meyer (7), en 1868, a fait connaître l'importance des végétations adénoïdes sur la production de la surdité amygdalienne. Mais cette cause ne s'applique qu'indirectement aux cas dont nous parlons ici. Nous y reviendrons plus loin, ainsi que sur l'hypertrophie de la tonsille tubaire proprement dite.

4e *Théorie.* — La surdité est due à la parésie du voile du palais consécutive à l'inflammation chronique de cette région. Cette paré-

(1) Itard. *Malad. de l'oreille*, 2e édit. Paris, 1842.

(2) Guersant. *Union médic.*, 1852, p. 233, 267.

(3) West. *Leç. sur les mal. des enf.* Traduit par Archambault, 1875.

(4) Kramer. Cité par Chassaignac.

(5) Chassaignac. *Loc. cit.*

(6) Harvey. *The ear and its diseases*, 1856.

(7) Meyer. *Hospitals Tidende*, nos 4 et 11, 1868. Copenhague ; et *Archiv. für Ohrenheil.*, vol. 7 et 8, 1873-74.

sie porterait surtout sur le péristaphylin externe : l'orifice tubaire ne s'ouvre plus suffisamment pendant la déglutition (Noquet) (1).

On a signalé aussi la gêne purement mécanique dans le fonctionnement du voile, (et, par conséquent, dans celui du péristaphylin externe), gêne causée par de grosses amygdales enchatonnées, écartant fortement les piliers. C'est, croyons-nous, de cette façon qu'il faut expliquer l'idée de Guersant, citée plus haut.

Ces cas se rapprochent beaucoup des surdités nerveuses résultant de la paralysie du péristaphylin externe (Weber-Liel) (2), ou de la parésie à la fois du péristaphylin externe et du muscle interne du marteau (Woakes) (3).

5e *Théorie*. — L'élément purement nerveux ne doit pas, non plus, être laissé de côté dans la série des causes des troubles auditifs ; déjà Chassaignac disait : « L'influence exercée par l'amygdale enflammée ou hypertrophiée sur les divisions du plexus pharyngien peut, par relation sympathique et nerveuse, influer sur la manière dont s'accomplissent les fonctions de l'oreille moyenne, et par conséquent sur l'audition. »

M. Ruault (4), qui a souvent rencontré des cas de surdité amygdalienne sans pouvoir les rapporter aux causes précédentes, pense que, dans quelques circonstances, il s'agit là d'un réflexe. Tout d'abord, on ne peut nier les rapports nerveux qui existent entre l'amygdale et l'oreille. Lorsqu'on fait la cautérisation ignée de l'amygdale, on provoque souvent dans l'oreille correspondante une vive douleur qui surpasse en intensité celle du point brûlé. Cette douleur est subite, lancinante, accompagnée d'une sensation de chatouillement et d'agacement auriculaire. Elle disparaît lentement. Elle se transmettrait, soit par le glosso-pharyngien, soit par le pneumogastrique, jusqu'au ganglion otique, d'où elle se réfléchirait sur les filets nerveux sensibles de la muqueuse de la caisse du tympan. Un autre phénomène qui ne peut s'expliquer que par un réflexe, est la disparition de la surdité après des cautérisations faites une fois ou deux sur l'amygdale hypertrophiée avec le galvano-cautère (Ruault).

(1) Noquet. Étude sur la surdité amygd. *Bullet. méd. du Nord*, 1879.

(2) Weber-Liel. *Ueber das Wesen und die Heilbarkeit der häufigsten Form progressiver Schwerhörigkeit*. Berlin, 1873.

(3) Woakes. *Brit. med. Journ.*, 1879, vol. II.

(4) Ruault. *Loc. cit.*

M. Ruault ne fait d'ailleurs que poser l'hypothèse d'un réflexe, en ce qui concerne la surdité. Il n'affirme pas qu'il n'a pas eu affaire à des parésies du péristaphylin externe et du tenseur tympanique, parésies guéries grâce à l'excitation nerveuse brusquement causée par la cautérisation.

En somme, de toutes ces opinions, une seule est fausse d'une façon absolue ; c'est la première, contre laquelle l'anatomie accumule des preuves surabondantes.

Aussi ne peut-on dire qu'il existe une surdité particulière qu'on doive appeler *surdité amygdalienne*, et encore peut-on moins la décrire. On conçoit que les divers troubles auriculaires dont nous venons de parler ont leur évolution propre, indépendante de leur cause première.

Lorsque la surdité est causée par une obstruction catarrhale, ou mécanique (végétations adénoïdes) de la trompe, elle fait naître les signes ordinaires de l'obstruction tubaire : vertiges, bourdonnements, augmentation de la concavité du tympan ; diminution ou disparition des symptômes après insufflations d'air, etc...

Lorsqu'au contraire elle est due à une insuffisance musculaire des tenseurs palatin et tympanique, elle offre, en ce cas, nombre de signes particuliers ; un des plus fréquents consiste en troubles de l'accommodation auditive : les malades, par exemple, entendent suffisamment un seul interlocuteur, tandis qu'ils ne peuvent suivre une conversation générale, tenue par plusieurs personnes parlant successivement, à des distances inégales et avec des voix d'intensité différente. C'est ce qu'on observe d'ordinaire dans un salon.

Nous n'insisterons pas sur les caractères de ces différents genres de surdité : l'affection auriculaire, quelle qu'elle soit, continue à progresser pour son propre compte, et ne cède qu'à des traitements spéciaux.

Indépendamment de la surdité, on a signalé, comme troubles réflexes d'origine amygdalienne, l'otalgie intermittente et les bourdonnements d'oreille, sans affection auriculaire appréciable (1).

(1) Ruault. *Loc. cit.*

F. — TROUBLES GÉNÉRAUX.

L'état général est ordinairement peu altéré dans l'hypertrophie pure des amygdales palatines, en dehors des poussées inflammatoires et de leurs suites. Pour que cette hypertrophie ait un retentissement appréciable sur l'organisme et sur ses principales fonctions, la respiration par exemple, il faut que les amygdales soient très grosses. Remarquons, en effet, qu'il y a presque toujours entre les amygdales un espace au moins aussi large, si ce n'est plus, que l'espace circonscrit par les lèvres de la glotte. Or, comme la majorité des troubles de la santé générale décrits par les auteurs relèvent directement de l'insuffisance respiratoire, pour la plus grande part, il s'ensuit que leur histoire appartient plutôt aux tumeurs adénoïdes pharyngiennes.

§ 3. — Formes cliniques. — Marche et Pronostic.

Parmi toutes les formes cliniques de l'hypertrophie des amygdales palatines, Lasègue (1) signalait déjà deux variétés : dans la première, les amygdales sont « d'un rouge livide, d'une résistance presque cartilagineuse » ; dans l'autre, elles sont « molles, veloutées, dépressibles, d'une teinte opaline, à surface mûriforme, et semblent composées d'une agglomération de vésicules demi-transparentes ».

En effet, dans les cas types, les grosses amygdales se présentent sous l'une ou l'autre de ces deux formes extrêmes et vraiment typiques : 1° l'hypertrophie dure ou fibreuse ; 2° l'hypertrophie molle ou adénoïde. Il y a place pour un grand nombre de formes mixtes entre ces deux extrêmes, qui diffèrent par l'aspect, le développement, l'évolution, en un mot par la clinique et l'anatomie pathologique.

Ces deux formes si différentes ont été fort bien isolées par M. Ruault.

Il nous permettra de le citer ici textuellement (2).

« L'une d'elles, plus fréquente dans la seconde enfance, mais se montrant aussi quelquefois au moment de la puberté, est consécutive à des amygdalites aiguës ou subaiguës répétées. Elle se traduit objectivement par des amygdales volumineuses, dures, comme fibreuses, à surface lisse, de couleur rouge ou comme violacée. Le nom d'*amygdalite chronique paroxystique* me semble assez bien convenir à cette maladie, presque toujours limitée aux amygdales et laissant le nez et le pharynx indemnes, ou, du moins, n'amenant qu'assez tard, et non constamment, les lésions de l'angine catarrhale chronique dif-

(1) LASÈGUE. *Traité des angines*, 1866.

(2) RUAULT. De quelques phénomènes névrop. réflexes d'origine amygd. in *Archiv. de laryngologie*, n° du 15 avril 1888, et contribut. à l'ét. des hypert. amygd. *Union médic.*, 26 mai 1887.

fuse. Les sujets, atteints de cette forme de l'hypertrophie des amygdales, les conservent grosses très longtemps, au moins jusqu'à l'âge mûr, si l'on n'intervient pas par un traitement chirurgical. »

« L'autre forme, plus fréquente que la première, maladie essentiellement infantile, que j'ai appelée hypertrophie molle, n'est pas une affection limitée à l'amygdale.

« C'est l'hypertrophie primitive non seulement de celle-ci, mais de tout le tissu adénoïde du pharynx nasal et buccal.... Cette hypertrophie peut prédominer au niveau de l'amygdale pharyngienne, dans le naso-pharynx, et alors, on a le tableau clinique, aujourd'hui assez bien connu, des tumeurs adénoïdes du pharynx nasal; elle peut être surtout marquée aux tonsilles palatines : *c'est l'hypertrophie molle des amygdales;* ou bien encore, au niveau de la paroi postérieure, surtout dans les régions latérales du pharynx buccal : c'est *la variété infantile de la pharyngite granuleuse.* Mais, en réalité, il s'agit toujours d'une seule et même maladie, qu'il serait logique de décrire sous le nom de *pharyngite hypertrophique de l'enfance*, au lieu de la dissocier artificiellement, comme on le fait aujourd'hui.

« Cette hypertrophie molle des amygdales diffère, anatomiquement, de la précédente, en ce que l'hyperplasie porte surtout sur les follicules lymphatiques, tandis que, dans la première, l'inflammation chronique domine au niveau du tissu conjonctif de la glande. Dans les cas types, en effet, les poussées inflammatoires sont nulles ou très peu marquées, et durent très rarement plus de 24 heures. Mais, chez un grand nombre de sujets, ces poussées, sous des influences la plupart du temps accidentelles, augmentent notablement de fréquence et de durée. Grâce à ces poussées angineuses, les amygdales hypertrophiées perdent leurs caractères primitifs; le tissu conjonctif de la glande se prend en même temps que les follicules, prolifère d'abord, devient fibreux et s'épaissit. La maladie tend alors à se confondre avec la première forme et *constitue les formes mixtes qui sont de beaucoup les plus fréquentes.* »

« Cette hypertrophie plus ou moins diffuse du tissu adénoïde pharyngien tend à diminuer spontanément à la fin de la seconde enfance, et, dans la majorité des cas, vers l'âge de 18 à 20 ans, et, surtout à l'âge adulte, on n'en retrouve plus guère que des traces. Il en est de même de l'hypertrophie amygdalienne concomitante, lorsque des inflammations subaiguës répétées n'en ont pas modifié le caractère.

Mais la maladie laisse des stigmates indélébiles, car l'absence ou tout au moins l'insuffisance de la perméabilité nasale, ayant obligé l'enfant à respirer presque uniquement par la bouche pendant les années correspondant à son développement, a amené des déformations définitives quelquefois du thorax, et presque constamment de la face.

« En outre, le coryza chronique survit très souvent aux lésions disparues; il y a aussi de la pharyngite chronique à forme granuleuse, et quelquefois, si l'amygdale a repris son volume à sa partie moyenne, elle est restée hypertrophiée, soit à sa partie supérieure, soit à son extrémité inférieure. On voit alors, ou un prolongement supérieur remontant plus ou moins haut entre les piliers du voile et les écartant plus ou moins l'un de l'autre, ou un prolongement inférieur scléreux plongeant plus ou moins profondément dans le pharynx. Dans quelques cas aussi, les amas de follicules lymphatiques voisins de la tonsille, et faisant partie de la traînée normale, plus développée que d'ordinaire, qui rejoint l'amygdale opposée en passant en avant de l'épiglotte et en arrière des papilles caliciformes de la langue, restent aussi hypertrophiés et enflammés. Ces prolongements inférieurs scléreux, ces amas de follicules juxta-amygdaliens hypertrophiés sont des restes d'hypertrophie amygdalienne ancienne. »

La *marche* de la maladie est donc variable suivant la forme clinique. Dans la forme dure (amygdalite chronique paroxystique), elle procède par poussées successives, et, pendant des années, l'hypertrophie augmente après chacune de ces poussées. Débutant d'ordinaire pendant la seconde enfance, et souvent chez les jeunes filles à l'âge de la puberté, elle ne disparaît que fort tard. Chassaignac n'avait pas observé l'hypertrophie des amygdales après l'âge de 45 ans. On peut cependant la rencontrer à un âge plus avancé; M. Ruault a cité des malades, âgés de plus de 60 ans, qui avaient encore des amygdales très notablement hypertrophiées.

Au contraire, dans la forme molle qui débute dans la première enfance, les amygdales s'atrophient d'ordinaire beaucoup plus tôt; elles survivent aux végétations adénoïdes, mais, entre 25 et 30 ans, elles ont repris, dans la grande majorité des cas, un volume normal.

Lorsque des amygdalites répétées atteignent des sujets qui présentent cette forme molle, la marche en est modifiée et prend des caractères intermédiaires. On peut dire, en règle générale, que la maladie dure d'autant plus longtemps qu'elle se rapproche davantage de la forme dure ou fibreuse.

Nous n'avons pas à insister sur le pronostic.

Ce que nous avons dit des symptômes et de leur marche suffit à démontrer que la maladie, bien que ne menaçant pas directement l'existence, mérite cependant de ne pas être abandonnée à elle-même en raison de sa longue durée et des troubles qu'elle entraîne.

§ 4. — Diagnostic différentiel.

Le diagnostic différentiel de l'hypertrophie des amygdales est rarement difficile à préciser, étant donnés l'enfance de la plupart des sujets, la bilatéralité de la lésion, la coexistence si fréquente de tumeurs et de granulations adénoïdes, la marche de l'affection, enfin les troubles nombreux et caractéristiques qu'elle entraîne dans le développement et l'état général.

Les différentes *tumeurs de la tonsille* (kystes hydatiques, fibromes, cancer, lymphadénome, etc.), peuvent quelquefois en imposer pour l'hypertrophie amygdalienne simple ; mais le propre des tumeurs est, en général, d'être *unilatérales*, et c'est là un des plus puissants moyens de diagnostic rapide.

L'épithélioma non encore ulcéré peut simuler l'hypertrophie, mais l'histoire de la maladie, sa marche envahissante, les ulcérations et l'engorgement ganglionnaire précoces, les douleurs violentes, l'âge du malade, qui a ordinairement passé 40 ans, font reconnaître la maladie.

La fréquence de l'unilatéralité du gonflement, son indolence, la rapidité de son évolution, la présence d'un chancre dans une autre région du corps, seront de précieux éléments de diagnostic ; souvent l'apparition subséquente des accidents cutanés et des plaques muqueuses pourra seule élucider l'étiologie de ce gonflement.

Les *gommes*, circonscrites à l'une ou à l'autre amygdale, sont rares ; dures, mobiles et insensibles, elles grossissent bientôt, se ramollissent et donnent lieu à une *ulcération*, qui guérira avec le traitement spécifique.

La tuberculose de l'amygdale ne peut être confondue qu'avec la gomme ulcérée, le chancre, les diverses autres ulcérations et n'a pas à nous occuper ici.

Le *lymphadénome*, la plus fréquente des tumeurs de l'amygdale, sera reconnu par sa coexistence habituelle avec l'envahissement d'ordinaire énorme des ganglions du cou, par les troubles de compression que cet envahissement détermine, par le peu de tendance à l'ulcération malgré le volume de la tumeur, enfin par la marche progressivement envahissante et l'unilatéralité de la lésion au début.

Le *chancre syphilitique* a pour lui : le peu de douleurs, tant que le malade ne fait pas d'efforts de déglutition ; son induration fréquemment cartilagineuse sous une ulcération qui peut prendre d'ailleurs les aspects les plus divers ; l'engorgement des ganglions, dont l'un est très volumineux et très dur, indolent, peu mobile et entouré d'autres ganglions plus petits ; l'*unilatéralité* ; l'apparition récente de l'affection qui ne date que de quelques semaines, enfin la roséole qui bientôt apparaît ou s'est déjà manifestée.

Le *gonflement indolent des amygdales*, au début de la période secondaire de la syphilis, peut tromper l'observateur ; cette tuméfaction est tantôt bilatérale, tantôt et le plus souvent unilatérale (1) ; elle se développe de suite après le chancre, souvent avant tous les accidents cutanés, et augmente d'une façon considérable le volume des amygdales dont la consistance devient franchement fibreuse avec noyaux durs disséminés dans le tissu amygdalien ; enfin elle précède les plaques muqueuses et ne *survit jamais à la période secondaire* (2).

Quand on a reconnu une hypertrophie simple de l'amygdale, il reste à faire le *diagnostic de la forme*, qui ne s'établit pas seulement par les caractères objectifs dus à l'inspection et à la palpation, et par la marche, mais aussi, par la recherche des végétations adénoïdes qui compliquent toujours la forme molle.

(1) VINCENZO TANTURRI. *Il Morgagni*, 1861 ; analysé in *Gaz. méd. de Paris*, 1865, p. 720.

(2) JULLIEN. *Traité des malad. vénériennes*, 2e édit. Paris, 1886.

CHAPITRE II

HYPERTROPHIE DE L'AMYGDALE PHARYNGÉE. — TUMEURS ADÉNOIDES.

L'hypertrophie de la tonsille pharyngienne est certainement l'affection de la voûte du pharynx qui, depuis les travaux de Meyer, a le plus attiré l'attention de ceux qui s'occupent des maladies de la gorge et du nez. Meyer (1), de Copenhague, a donné pour la première fois, une description exacte de cette hypertrophie, et en a réuni tous les cas sous le nom de : Végétations adénoïdes. Mais, avant lui, Czermack, Voltolini (2), Clarke (3). Loewenberg (4) avaient mentionné ces tumeurs d'une façon plus ou moins précise. Depuis, beaucoup d'autres se sont occupés de cette question ; citons, parmi eux, Fraenkel (5), Schœffer (6), Chatellier (7), Trautmann (8), Megevand (9) et Moure (10).

(1) MEYER. Ueber aden. Veget. in der Nasenrachenhöhle, 1873-74. *Archiv. für Ohrenheilk.* vol. 7 et 8.

(2) VOLTOLINI. *Wiener med. Zeitung*, 1865.

(3) CLARKE. *London Hospital Reports*, vol. I, p. 211, 1865.

(4) LÖWENBERG. *Archiv. fur Ohrenheilk.*, vol. II, 1865.

LÖWENBERG. *Les tumeurs adénoïdes du pharynx nasal.* Paris, 1879. Delahaye et *Journ. de thérapeutique*, 1881.

(5) FRAENKEL. Ueber aden. Veget. *Deutsche med. Wochensch.*, 1884.

(6) SCHŒFFER. *Krankheiten der Nase, ihrer Nebenhohle, etc.* Berlin, 1886, chez Hirschwald.

(7) CHATELLIER. *Des tumeurs adénoïdes du pharynx.* Th. de Paris, n° 92, 1886.

(8) TRAUTMANN. *Anatomische, Pathologische und Klinische Studien über Hyperplasie der Rachentonsille sowie chirurgische Behandlung, etc.* Berlin, 1886, chez Hirschwald.

(9) MÉGEVAND. *Contrib. à l'étude anatomo-path. des mal. de la voûte du pharynx.* Genève, 1887, chez Rivera et Dubois.

(10) MOURE. *Dictionnaire encyclopédique de Dechambre*: article Pharynx, 1887.

Cette affection n'est pour ainsi dire jamais isolée. Dans l'immense majorité des cas, elle coïncide avec la forme molle de l'hypertrophie des amygdales palatines et avec la pharyngite granuleuse. Nous nous sommes d'ailleurs expliqué sur ce point, en traitant des forces cliniques de l'hypertrophie des amygdales. Dans quelques cas exceptionnels, cependant, on peut voir l'hypertrophie de la tonsille pharyngienne constituer à elle seule toute la maladie. Nous avons eu l'occasion d'observer récemment, à la Clinique laryngologique des sourds-muets, une jeune fille de 20 ans, dont le pharynx nasal était complètement obstrué par des masses adénoïdes, et qui ne présentait ni granulations du pharynx buccal, ni hypertrophie des amygdales palatines. Mais ces cas doivent être considérés comme très rares, et n'infirment en rien la règle que nous avons indiquée plus haut.

---

§ 1. — Signes physiques.

1° — INSPECTION

L'inspection se fait par la rhinoscopie antérieure et par la rhinoscopie postérieure.

A. — *Rhinoscopie antérieure.* — Faite par les moyens ordinaires, elle ne pourrait donner aucun renseignement sur l'état du pharynx nasal, car, dans l'immense majorité des cas, la muqueuse des cornets est tuméfiée et les fosses nasales sont peu perméables ; mais, si on la fait précéder d'un badigeonnage de la muqueuse du nez avec une solution forte de chlorhydrate de cocaïne (10 à 20 0/0), la muqueuse nasale, ainsi que l'ont indiqué Bosworth et Jellinek, diminue considérablement d'épaisseur, et l'on peut alors, dans beaucoup de cas, voir la paroi postérieure du pharynx. Dès lors, si on se sert d'une forte lumière, par exemple, de la lumière oxyhydrique, dont nous faisons un usage constant à la Clinique laryngologique des sourds-muets, on peut souvent se rendre compte que le pharynx nasal n'est pas libre. On peut voir, dans quelques cas, des végétations, qui en imposeraient pour un cornet supplémentaire, situé en arrière du cornet moyen, si, à l'aide de la sonde, on ne pouvait constater qu'on a affaire à une production mollasse, quelquefois mobile, et toujours d'une consistance toute différente. Néanmoins, ce mode de diagnostic ne donnerait que des renseignements tout à fait insuffisants s'il n'était complété par le suivant.

B. — *Rhinoscopie postérieure.* — Ce mode d'exploration est bien plus utile, mais aussi plus difficile à pratiquer que le précédent. Il exige, en effet, une grande docilité de la part du malade, et, de la part du médecin, beaucoup de dextérité et d'habitude. Il est donc inapplicable chez les très jeunes enfants ; mais, à partir de l'âge de 5 à 7 ans, on peut arriver, en usant de beaucoup de patience et de douceur, à utiliser cet important moyen de diagnostic.

Pour le pratiquer, on procède comme nous avons dit plus haut pour l'exploration de la gorge et des amygdales, mais en tenant l'abaisse-langue de la main gauche. On place alors dans le fond de la gorge, en arrière et au-dessous du voile du palais, un petit miroir dit miroir rhinoscopique, dans lequel se réfléchit l'image de la cavité naso-pharyngienne. Nous n'avons pas à décrire ici en détail le mode opératoire et les résultats de la rhinoscopie postérieure chez les sujets sains. Il nous suffira de dire que, dans le cas de tumeurs adénoïdes, on voit que la partie supérieure des narines postérieures est bouchée par des masses mamelonnées ou végétantes qui peuvent offrir deux aspects différents :

Dans le cas où il s'agit d'une hypertrophie limitée de l'amygdale pharyngienne, on voit une véritable tumeur hémisphérique ou oblongue, ressemblant à la moitié d'une noix coupée par un plan perpendiculaire à son grand axe et appendue par sa coupe à la voûte du pharynx.

Au contraire, s'il s'agit de végétations, on aperçoit appendues à la voûte et aux parties latérales comme des stalactites, des productions de volume variable.

Ces masses adénoïdes sont d'ordinaire de couleur rose pâle, et souvent plus ou moins recouvertes de mucosités d'abondance variable, car le catarrhe naso-pharyngien est en coïncidence très fréquente. Dans les cas extrêmes, les narines postérieures sont complètement obstruées par ces productions et échappent entièrement à la vue, ainsi que les parties latérales, fossettes de Rosenmüller et orifices tubaires.

2° — PALPATION

Le toucher digital, seul moyen de diagnostic praticable, lorsque la rhinoscopie postérieure est impossible, doit toujours être pratiqué comme moyen d'information supplémentaire. En raison de son importance, nous ne jugeons pas inutile d'entrer ici dans quelques détails de technique, que nous empruntons à des leçons inédites de M. Ruault (1).

« Le malade étant assis, le médecin se place debout à sa droite,

(1) RUAULT. *Leçons inédites sur les maladies du nez*, faites à l'École pratique, en 1887.

regardant le côté droit du patient. A l'aide de la main gauche passée derrière sa nuque, il introduit entre les molaires gauches un coin en bois destiné à la fois à servir d'ouvre bouche et à se garantir de morsures cruelles qu'il ne parvient pas toujours à éviter. Maintenant alors, avec l'avant-bras, la tête du sujet solidement appliquée contre sa poitrine, il introduit l'index de la main droite entre les arcades dentaires, la face palmaire dirigée en haut, et glisse la face dorsale de ce doigt d'avant en arrière sur la langue, en la déprimant un peu, de façon à arriver à toucher du bout du doigt la face postérieure du pharynx, en passant sous le voile du palais. Dès qu'il a senti ce contact, il recourbe légèrement en haut la dernière phalange du doigt et, baissant le coude, porte le doigt directement en haut de manière à se rapprocher le plus possible de la voûte qu'il atteint, dans la plupart des cas, en explorant dans ce trajet la paroi postérieure du pharynx nasal et la voûte elle-même. Recourbant alors davantage le doigt, il cherche sur la ligne médiane le bord postérieur de la cloison qui lui sert de point de repère, explore l'entrée postérieure de chaque fosse nasale, et se rend compte de la situation des végétations qui les obstruent plus ou moins. Il explore ensuite les parties latérales, la région latérale droite avec le bord interne du doigt, la région latérale gauche avec son bord externe, en prenant soin de pratiquer cet examen le plus vite possible, et en ne faisant exécuter au doigt que les mouvements strictement nécessaires pour se rendre compte de l'état des fossettes de Rosenmüller et de l'entrée de la trompe.

La palpation donnera des renseignements différents, suivant les cas ; elle peut parfois faire constater une tumeur globuleuse, assez bien limitée, de fermeté variable, quelquefois assez accentuée. Dans d'autres cas, au contraire, elle donnera au doigt une sensation de mollesse et de velouté au moment de l'introduction, et ensuite, lorsque le doigt s'enfoncera dans le pharynx, il éprouvera la même impression que s'il passait à travers un réseau de fils se brisant sur son passage.

Dans ce cas, on ramène invariablement le doigt taché de sang et chargé de débris pulpeux de tissu adénoïde. »

Ce mode d'exploration est pénible pour le malade. Aussi doit-il être pratiqué avec soin, de façon à ce qu'une seule exploration donne tous les renseignements désirables.

En résumé, l'exploration, dans le cas de tumeurs adénoïdes du pharynx, nous fait constater, indépendamment de l'hypertrophie des amygdales palatines et de la pharyngite granuleuse, qui sont extrêmement fréquentes :

1° La coexistence d'une tuméfaction, ordinairement très accusée, de la muqueuse des cornets du nez.

2° La présence de masses plus ou moins volumineuses, logées dans le pharynx nasal.

Rétrécissement des fosses nasales, rétrécissement du pharynx nasal, tels sont les signes primordiaux de l'affection. Aussi, dans tous les cas, la perméabilité nasale est-elle, soit abolie dans les cas extrêmes, soit seulement diminuée plus ou moins notablement. On peut aisément s'en rendre compte en faisant fermer la bouche du malade, et en l'engageant à faire par le nez quelques tentatives d'inspiration et d'expiration.

Ce défaut de perméabilité des voies aériennes supérieures domine toute la symptomatologie de l'affection qui nous occupe. Il entraîne avec lui des troubles du développement, dont la constatation préalable permet déjà de soupçonner la maladie. Ces troubles entraînent des déformations de la face, et même du thorax, qui peuvent être à la rigueur classées parmi les signes physiques de la maladie. Nous pensons toutefois que leur histoire trouvera mieux sa place à la suite de l'étude des troubles fonctionnels, et nous les étudierons plus loin.

---

§ 2. — Troubles fonctionnels.

La plupart des symptômes des végétations adénoïdes du pharynx nasal ont été attribués à tort par les anciens auteurs, comme Dupuytren, Robert, Chassaignac, à l'hypertrophie des amygdales palatines. Ces auteurs, ne soupçonnant pas l'existence des tumeurs adénoïdes, et ignorant la coexistence de cette affection avec l'hypertrophie amygdalienne qu'ils pouvaient constater, rendaient celle-ci responsable d'une foule de désordres, qu'elle n'est capable d'amener que dans des cas extrêmes et tout à fait exceptionnels. Aujourd'hui, encore, la plupart des livres classiques répètent les mêmes erreurs d'interprétation. Aussi, nous avons cherché, dans le chapitre précédent, en tenant compte de travaux plus récents, à restreindre la symptomatologie de l'hypertrophie amygdalienne aux faits qui lui appartiennent exclusivement. Nous allons maintenant montrer que les troubles de la respiration et du développement, constatés par ces auteurs chez les sujets atteints d'hypertrophie amygdalienne, sont imputables à la présence des végétations adénoïdes, dans la plupart des cas.

Plus tard, nous chercherons à établir que, chez certains sujets, ces troubles du développement de la face peuvent coïncider avec la présence de l'hypertrophie adénoïde, sans lui être uniquement imputables, et qu'ils peuvent même la précéder et être consécutifs à des arrêts de développement de la base du crâne.

Ces considérations, que nous exposons en détail au chapitre traitant de l'étiologie générale de la maladie, nous paraissent avoir une réelle importance, sur laquelle l'attention n'a pas été suffisamment appelée jusqu'ici.

1o — *Troubles respiratoires.*

a. *Troubles mécaniques.* — Normalement, la respiration se fait par le nez; et, lorsque, pour un motif quelconque, la respiration devient impossible par cette voie, et que le malade est réduit à respirer par la bouche, il est exposé à une série de troubles morbides directement attribuables à ce mode de respiration antiphysiologique.

« Le nez, dit M. Ruault (1) est, avant tout, l'organe de défense des voies respiratoires plus profondes ; c'est, suivant une heureuse expression de M. François Frank, la véritable *sentinelle respiratoire.* On peut d'abord le considérer comme un filtre destiné à arrêter, dans ses cavités anfractueuses, les poussières inorganiques et organiques, inanimées et vivantes, qui sont contenues, en si forte proportion, dans l'air que nous respirons. Mais là ne se borne pas son rôle : en même temps qu'il filtre et purifie dans une certaine mesure l'air inspiré, il permet à cet air de se mélanger, avant de pénétrer dans la poitrine, avec celui plus humide et plus chaud contenu dans les fosses nasales et leurs cavités accessoires. »

Ainsi, en passant par les fosses nasales, l'air arrive aux poumons plus pur, plus humide et plus chaud que s'il passe directement de la bouche au larynx.

Le défaut de respiration nasale entraînera donc à sa suite les divers troubles morbides imputables à la pénétration dans la gorge et les bronches d'un air impur, trop sec et trop froid. Aussi voit-on chez les adultes dont le nez est obstrué par une cause quelconque : (rhinite hypertrophique, polypes) et chez les jeunes gens, qui ont des végétations pharyngiennes, des angines, des laryngites et des bronchites fréquentes.

Lorsque l'imperméabilité nasale s'établit dans le jeune âge, ou au commencement de la seconde enfance, et, qu'elle se maintient jusqu'à l'âge adulte, c'est-à-dire lorsqu'elle existe pendant les années qui correspondent au développement de l'individu, elle s'accompagne invariablement d'un arrêt de développement du squelette des fosses nasales. C'est là un arrêt de développement par suppression de fonction. Ces malformations doivent donc exister au plus haut degré dans le cas de végétations adénoïdes du pharynx ; et, comme elles portent non seulement sur la face, mais aussi sur le thorax, elles contribuent à augmenter encore les troubles respiratoires qu'on observe dans cette affection. Nous étudierons ici les troubles respira-

(1) RUAULT. *Leçons inédites sur les maladies du nez*, faites à l'École pratique, 1887.

toires en eux-mêmes, nous réservant de parler plus tard des troubles du développement.

Les enfants atteints de végétations adénoïdes du pharynx respirent assez facilement pendant la journée. Ils respirent, il est vrai, la bouche ouverte; mais s'il n'existe pas en même temps une hypertrophie très marquée des amygdales palatines, l'air pénètre dans leur poitrine en quantité suffisante. Si beaucoup d'entre eux ne peuvent ni courir, ni monter un escalier, ni se livrer à un exercice un peu violent sans éprouver de la dyspnée, cela ne tient pas seulement à la sténose nasale et naso-pharyngienne, mais aussi aux sténoses du pharynx, du larynx, et de la cage thoracique, qui l'accompagnent si souvent et en sont la conséquence.

Pendant la nuit au contraire, la respiration buccale se fait mal; le voile du palais vient s'appliquer contre la base de la langue et les amygdales si souvent hypertrophiées, et l'air ne pénètre plus dans la poitrine que difficilement, en fait vibrer le bord libre du voile et la luette. L'enfant ronfle, et la respiration devient insuffisante.

Aussi les enfants en bas âge, porteurs de grosses amygdales, accompagnées de végétations adénoïdes, sont-ils fréquemment sujets, la nuit, à des étouffements qui terrifient leur entourage. Quelquefois même ils vont peu à peu se refroidissant pendant le sommeil. La mère ou la nourrice s'aperçoit tout à coup que l'enfant ne respire plus, ou, tout au moins, a la face bleue, des sueurs froides; il est en asphyxie imminente. Elle est obligée de le mettre debout ou sur son séant. Quelques mères affolées ouvrent la fenêtre.

Certains petits malades se réveillent en sursaut, couverts de sueurs profuses, et très agités; puis, quand ils ont fait plusieurs longues inspirations, ils se rendorment tranquillement. Souvent la cause de ces accès nerveux est mal interprétée : on croit à des accès d'asthme. En réalité, l'insuffisance respiratoire d'ordre mécanique cause seule une surcharge d'acide carbonique dans le sang, et par là les symptômes nerveux, cauchemars, agitation, sueurs, réveils en sursaut, etc. Ziem (1), de Dantzig, parle même de l'incontinence d'urine des enfants dont les narines sont obstruées; ce phénomène serait dû à l'asphyxie par accumulation d'acide carbonique dans le sang et à l'influence de ce gaz en excès sur la moelle.

(1) Ziem. *Allgemeine med. Central Zeitung*, n° 64, 1885.

Au bout d'un certain temps, la respiration, qui n'était d'abord gênée que la nuit quand l'enfant était plus jeune, devient insuffisante, même pendant le jour. A l'angustie du pharynx, due à l'hypertrophie amygdalienne, et fréquente d'ailleurs chez certains dégénérés indépendamment de cette hypertrophie, s'ajoute un arrêt de développement du larynx. Dans beaucoup de cas, le larynx reste plus petit que ne le comporte l'âge du patient. La mue de la voix se fait tardivement, et, en attendant, la glotte est trop petite pour la taille du sujet. Enfin l'exiguïté de la poitrine, attestée par la saillie du sternum et la dépression des parois latérales, s'accentue. Le malade vit dès lors dans un état permanent de malaise, dû aux efforts respiratoires continuels qu'il est obligé de faire, à la fatigue qui en résulte, et enfin à l'insuffisance de l'hématose. Qu'une affection aiguë des voies respiratoires vienne se surajouter à cet état déjà inquiétant, et l'on verra le tableau devenir plus sombre ; ainsi s'expliquent l'espèce de stupeur et le profond accablement où sont plongés certains de ces sujets lorsqu'ils sont atteints d'une simple trachéo-bronchite, ou même d'une amygdalite assez légère. Et nous ne parlons pas ici des amygdalites infectieuses. Chez la plupart des arriérés de Vaucluse atteints d'hypertrophie adénoïde du pharynx, nous avons pu constater par l'auscultation que la respiration, surtout aux sommets, était faible. Quelques-uns inspiraient par saccades, puis avaient une expiration fort longue.

b. *Troubles nerveux respiratoires.* — Indépendamment de ces troubles respiratoires d'origine purement mécanique, les sujets atteints de végétations adénoïdes peuvent présenter des névroses respiratoires, telles que la toux, ou le spasme glottique.

Nous pensons, avec M. Ruault, que ces phénomènes nerveux sont d'ordre réflexe, et qu'ils sont d'origine nasale, et non naso-pharyngienne. Nous avons dit plus haut combien il est fréquent d'observer, chez les malades atteints de végétations adénoïdes du pharynx nasal, un état congestif de la muqueuse du nez avec réplétion sanguine du tissu érectile. Pour Trautmann, il s'agirait là d'une stase sanguine due à la compression par les tumeurs adénoïdes des veines du pharynx nasal, auxquelles aboutissent celles des fosses nasales. Quoi qu'il en soit, la coïncidence de cet état de gonflement de la muqueuse des cornets est la règle. Dès lors les malades sont exposés à des névroses réflexes nasales, et, entre autres, à des névroses respiratoires.

Nous citerons à la fin de notre travail deux observations ayant trait à des jeunes sujets qui ont été débarrassés l'un d'une toux rebelle, l'autre d'accès de spasme glottique, par l'ablation de tumeurs adénoïdes ; la tuméfaction de la muqueuse nasale diminua considérablement.

2° — *Troubles de la phonation.*

Les troubles de la phonation sont constants. Ils sont de deux ordres : les uns sont dus à l'exiguïté du larynx qui, dans son évolution, est toujours en rapport avec l'accroissement de la poitrine et de tout l'arbre aérien ; à un thorax et à un nez rétréci correspond un petit larynx : c'est ce que montre bien la lecture des observations prises sur les arriérés de la colonie de Vaucluse. Les autres sont dus à l'occlusion du pharynx nasal et des fosses nasales, c'est-à-dire aux cavités de résonance qui permettent, dans le phénomène de la voix, l'adjonction au son fondamental, donné par le larynx, d'harmoniques qui donnent le timbre.

Ainsi, d'une part, la voix sera faible, par suite de la petite capacité de la poitrine, et souvent de tonalité aiguë, par suite du petit volume du larynx (mue tardive) ; et d'autre part elle aura perdu son timbre ; elle sera sourde et étouffée : la voix est *morte*, dit Meyer.

Les sons nasaux, comme an, en, in, on, un, qui exigent, pour être prononcés, la perméabilité naso-pharyngienne, disparaitront : au lieu de dire *maman*, l'enfant dira *mama*. Il dira même : *baba*.

En effet, aux troubles de la phonation proprement dite s'ajouteront des troubles de l'articulation ; certaines consonnes, comme l'M et l'N, pour la prononciation desquelles le voile du palais est abaissé tandis que (les lèvres étant jointes pour l'M et le bout de la langue appliqué sur la voûte palatine pour l'N) le courant d'air passe par les fosses nasales, ne pourront plus être prononcées. L'M se prononce B, et l'N se prononce D. Ainsi le malade dira Beyer au lieu de Meyer, Dez au lieu de Nez. Une petite fille, soignée par M. Ruault, lui disait : « *je dai pas bal à bo dez* » pour : Je n'ai pas mal à mon nez.

3° — *Troubles des organes des sens.*

Odorat. — Que l'hypertrophie des amygdales palatines et pharyngée ait ou non contribué à l'arrêt du développement du nez et des fosses nasales, il n'en résulte pas moins que le rétrécissement et l'imperméabilité concomitante de l'appareil olfactif amènent une difficulté remarquable et fréquente dans la perception des odeurs. La respiration étant exclusivement buccale, aucun courant d'air ne pourra porter les particules odorantes à la région olfactive. Et si l'imperméabilité n'est pas complète, il faut mettre en ligne de compte le petit volume de la colonne d'air qui peut traverser les deux conduits, le boursouflement de la muqueuse et son inflammation chronique.

Bien plus, ne peut-on admettre, dans certains cas, que l'absence ou la diminution de l'odorat est un des nombreux effets de la cause plus élevée qui a produit les diverses malformations du crâne, de la face et surtout des cavités situées au-dessous de la base du crâne ? Ces troubles de l'odorat ne seraient-ils pas congénitaux ?

Nous avons souvent constaté l'abolition presque complète de l'odorat ; nous ne citerons pas ici nos observations faites sur les idiots de la colonie de Vaucluse, dont le choix pourrait prêter à la critique, mais nous pouvons relater des faits constatés chez des enfants intelligents et pouvant répondre aux questions. Chez beaucoup de nos sujets, les odeurs étaient indifférentes.

Goût. — L'affaiblissement du sens du goût serait dû, d'après Chassaignac, qui n'a en vue d'ailleurs que l'hypertrophie des amygdales palatines : 1° à la diminution ou à l'abolition de l'odorat qui est indispensable au fonctionnement du goût ; 2° à la dessiccation de la muqueuse linguale causée par la béance de la bouche durant la veille et surtout pendant le sommeil. En effet, si nous nous rappelons que les sensations gustatives se réduisent à quatre : le goût salé, le goût sucré, l'acidité et l'amertume, et que toutes les autres, bouquets des vins, fumets des mets, etc., ne sont en réalité que des sensations olfactives perçues par les fosses nasales grâce aux particules odorantes pénétrant par les narines postérieures, nous nous convaincrons de la justesse de la première observation de Chassaignac.

Quant à la seconde, sa valeur est moindre, car la sécheresse de la bouche est bien peu accusée pendant la veille, c'est-à-dire au moment où le goût peut avoir l'occasion de s'exercer.

Ouïe. — Les troubles de l'ouïe sont extrêmement fréquents, et souvent ce sont les symptômes du côté de l'oreille qui font consulter le médecin.

La plus grande partie des affections de l'ouïe chez les enfants sont dues aux végétations adénoïdes.

L'influence de ces tumeurs s'exerce de deux façons (Lœwenberg) :

1° En entretenant dans le pharynx une irritation qui se propage à l'oreille moyenne ;

2° En obstruant mécaniquement l'orifice guttural de la trompe, et pour cela il suffit d'une lésion extrêmement limitée ; l'extension de l'hypertrophie à l'amygdale tubaire de Gerlach et de Teutleben est la cause la plus fréquente de ce dernier mode d'action.

La trompe obstruée et l'otite moyenne installée, il y a ordinairement bilatéralité de la lésion, alternatives d'amélioration et de rechutes, quelquefois perforation du tympan. Si on insuffle de l'air dans la caisse, on obtient du soulagement, et on rend l'ouïe meilleure, mais seulement passagèrement, car l'air ne peut se renouveler dans l'oreille moyenne physiologiquement.

Quand cet état a duré un certain temps, les lésions s'accentuent et s'affermissent. Le tympan s'épaissit, devient fibreux, contracte des adhérences qui l'immobilise. Les osselets s'ankylosent ; et la surdité devient considérable.

Souvent aussi l'inflammation est plus intense ; l'otite moyenne devient purulente, le tympan se perfore et une suppuration interminable de l'oreille s'établit, avec toutes ses conséquences du côté de l'apophyse mastoïde, des sinus, des méninges et du cerveau.

Si les accidents du côté de l'oreille moyenne sont bilatéraux et arrivent pendant la première enfance, on comprendra que le sujet ne puisse apprendre à parler et qu'il devienne un sourd-muet à brève échéance, si un traitement approprié n'est pas venu enrayer lésions et accidents.

4° — *Troubles nerveux.*

Indépendamment des troubles nerveux décrits plus haut (toux, asthme, insomnie, cauchemars, incontinence d'urine, etc., etc.), il nous faut ici parler de la céphalalgie et des troubles cérébraux.

La *céphalalgie* a été signalée par Meyer. Récemment M. Ménière (1) a signalé un cas de céphalée quotidienne datant de deux ans, guérie par la cautérisation de la muqueuse nasale hypertrophiée et l'ablation de masses adénoïdes. Pour Ruault, il s'agit là de céphalalgie d'origine purement nasale, car, si elle guérit, c'est que la muqueuse nasale s'est dégorgée; dans certains cas même, comme celui de M. Ménière, on est obligé ultérieurement de cautériser la muqueuse du nez restée hypertrophiée. La céphalalgie est surtout frontale. On a signalé encore chez nos malades une tendance marquée aux *syncopes*, et des palpitations cardiaques.

Les *troubles cérébraux* sont plus ou moins marqués. Outre la céphalalgie, l'insomnie, on peut rencontrer la torpeur, l'inertie, l'inaptitude au travail, et, même chez des enfants, un peu d'hypochondrie.

En général, nous avons noté que les enfants atteints de végétations adénoïdes étaient, pour la plupart, des élèves *arriérés*, ou, si par exception leur intelligence était naturellement vive, ils étaient indolents et paresseux, et avaient, pour travailler, continuellement besoin d'un aiguillon. Dans les cas extrêmes d'ailleurs, la difficulté de la phonation et l'imperfection de l'ouïe doivent entraver sûrement l'évolution intellectuelle de l'enfant.

Dans certains cas enfin les troubles cérébraux ont une toute autre origine, et il faut en faire remonter la source aux *déformations crâniennes congénitales* et à leur influence sur le cerveau (*Observations des arriérés et idiots de Vaucluse*).

(1) MÉNIÈRE. Obs. de céphalée quotidienne guérie par ablat. de masses adén., etc. *Soc. franç. d'otologie et de laryngologie*, séance du 28 avril 1888, et *Arch. de laryng.*, 1888, p. 238.

5° — *Troubles du développement.*

Tête. — *Squelette de la face.* — Le maxillaire supérieur est le plus atteint. La *voûte palatine* est surélevée, *ogivale* ; son diamètre transversal est très rétréci et son diamètre antéro-postérieur augmenté. Quelquefois la voûte, au lieu d'être d'un ogival parfait, prend d'arrière en avant la forme du cimier d'un casque, d'un bonnet phrygien, c'est-à-dire que la partie la plus élevée se trouve en avant, immédiatement en arrière de l'arcade dentaire. Celle-ci subit des déformations semblables ; rétrécie latéralement, saillante en avant, elle repousse la lèvre supérieure, montre les dents incisives et canines, et donne à l'enfant du prognathisme.

Outre leur projection en avant, les *dents* peuvent aussi se chevaucher les unes les autres, pointer en avant ou en arrière ; nous en avons vu de crénelées sur leur bord, de striées sur leur face antérieure ; d'autres étaient atteintes de nanisme. En somme les unes sont mal plantées, les autres mal formées, et ces troubles du développement sont surtout marqués à la mâchoire supérieure, mais se rencontrent quelquefois à l'arcade alvéolaire inférieure.

Le *maxillaire inférieur* est à peu près normal, de sorte qu'il semble projeté en avant et qu'il dépasse l'arcade supérieure.

Toute la face est peu développée ; ses sinus restent rudimentaires surtout l'antre d'Higmore, d'où affaissement ou plutôt *effacement des deux pommettes.*

Le *nez* est ordinairement petit, étroit, moins large que normalement ; on peut dire qu'il est comme rudimentaire.

Souvent il est légèrement dévié d'un côté.

Ses ailes sont comprimées latéralement, affaissées, la plupart du temps immobiles ; les narines sont rétrécies et ne peuvent se dilater.

Les *plis naso-géniens sont effacés.*

Les orifices du nez sont petits, souvent circulaires au lieu d'être elliptiques.

Pareillement, on trouve les *fosses nasales* rétrécies, le plus souvent dans tous leurs diamètres.

Leur plancher, comme enfoncé de bas en haut par la voûte palatine surélevée, bombe et présente une convexité au lieu d'être plane, diminuant ainsi encore la cavité nasale.

La *cloison* est bien rarement rectiligne ; elle est fréquemment déviée d'un côté, mais surtout après l'âge de 7 ans environ. Non seulement la déviation peut se faire d'avant en arrière, mais aussi de haut en bas. Quelquefois la cloison est successivement déviée à droite, puis à gauche.

Le vomer lui-même suit ces déformations.

Enfin, la rhinite chronique avec hypertrophie des cornets est presque la règle.

Souvent aussi, on trouve, à l'entrée d'une des narines, un éperon cartilagineux très développé qui, formé par la cloison repoussée ou repliée sur elle-même, va rejoindre le cornet inférieur et obture la narine.

Cet éperon cartilagineux vient d'attirer l'attention de M. Baratoux qui a observé une série de déviations de la cloison avec développement sur l'une des faces d'une masse cartilagineuse ou osseuse obstruant complètement ou presque complètement la cavité nasale, et amenant par là l'imperméabilité du conduit. L'origine en était un traumatisme datant de l'enfance. De plus, tous ou presque tous les sujets atteints de cette forme de sténose du nez avaient des végétations adénoïdes (1). *Cette coexistence de l'hypertrophie adénoïde du naso-pharynx avec la sténose primitive du nez*, se rapprocherait assez des conclusions que nous tirons plus loin de l'examen des arriérés de Vaucluse.

Les *déformations des parties molles* consécutives aux déformations du squelette, sont, en dehors de la petitesse du nez signalée plus haut, le relèvement de la lèvre supérieure qui paraît trop courte et laisse voir l'arcade dentaire, l'effacement de la pommette et du pli naso-génien. Enfin la bouche est constamment entr'ouverte,

Cet ensemble de déformations et particulièrement la bouche constamment ouverte, donne au malade un faciès spécial, un air étonné, hébété, stupide.

Deux types sont caractéristiques : dans l'un il y a saillie du nez avec dimensions relativement considérables du profil, et cloison relativement rectiligne ; dans l'autre, le profil est réduit, le nez relevé en haut et en avant et réduit dans toutes ses dimensions ; et la cloison est onduleuse et déviée.

(1) Baratoux. *Soc. franç. d'otol. et de laryng.* Séance du 27 avril 1888, et *Archiv. de laryng.*, 1888, p. 234.

Le *pharynx* lui-même est dévié de son type normal ; la cavité naso-pharyngienne petite, aplatie d'avant en arrière, ne laisse pas quelquefois passer le doigt ; le voile du palais, qui souvent est asymétrique, est porté trop en arrière et nous avons rencontré deux ou trois cas où le bord postérieur de la voûte palatine était trop rapproché de la paroi postérieure du pharynx pour permettre le toucher digital. Enfin les piliers peuvent, même à l'état de repos, ne donner à l'isthme du gosier qu'un orifice trop étroit pour l'âge du sujet.

La luette est quelquefois bifide.

Déformations du thorax. — Les déformations du thorax, dans l'hypertrophie amygdalienne, ont été successivement étudiées par Dupuytren (1), Coulson (2), Waren (3), Shaw (4), Alph. Robert (5).

Pour Dupuytren, l'existence simultanée de déformations thoraciques et de gonflement des amygdales dépend d'une cause inconnue. Pour Robert, l'hypertrophie amygdalienne est la cause de ces troubles. « Je n'hésite pas, dit-il, à regarder le gonflement des tonsilles comme la maladie primitive, fondamentale, et la déformation de la poitrine comme la conséquence de ce gonflement. »

Tout ce que les auteurs, dont nous allons citer les opinions et les descriptions, ont attribué à l'hypertrophie des seules amygdales palatines, *doit être rapporté à l'hypertrophie générale du tissu adénoïde pharyngo-buccal.*

Nous croyons aussi que les déformations thoraciques sont consécutives et non concomitantes à cette hypertrophie et à la sténose bucco-nasale.

« La poitrine, dit Alph. Robert, au lieu d'offrir sur ses parties latérales une surface régulière et arrondie, est au contraire déprimée,

(1) Mémoire sur la dépression latérale de la poitrine.

Répert. d'anat. et de phys., t. V, 1828, et *Leç. orales de cliniq. chirurg.* Paris, 1839.

(2) COULSON, de Londres. *On deformities of the chest and the spine.* Cité par ROBERT.

(3) WAREN, de Boston. *Philadelphia med. Examiner.* Mai 1838, et *American Journal of medical sc.* Août 1839.

(4) SHAW. *Medical Gazette,* 29 octobre 1841.

(5) ROBERT. *Loc. cit.*

plane, et même quelquefois concave, comme si, à l'époque où les côtes étaient molles et flexibles, on les avait comprimées d'un côté vers l'autre. Cette dépression est plus prononcée vers le milieu de la hauteur du thorax que près de son sommet ou de sa base. Elle est également plus marquée vers le milieu de la longueur des côtes que près de leurs extrémités. Le redressement des côtes agrandit nécessairement l'étendue de la corde qui sous-tend ces arcs osseux...... » Il éloigne l'une de l'autre leurs deux extrémités, mais les côtes sont fixées en arrière à la colonne vertébrale qui est beaucoup plus solide et résiste à cette poussée. « Leur élongation porte surtout ses effets vers leur extrémité antérieure et tend à projeter en avant les cartilages costaux et le sternum. Le sternum étant peu mobile, à cause de la première côte qui le retient et le fixe en haut, cette propulsion agit d'abord au voisinage des articulations chondro-costales, et vers les côtes moyennes principalement, et il en résulte que les cartilages costaux, au lieu de continuer la courbe régulière des côtes, forment avec elles des angles obtus, saillants en avant, et toujours apparents à travers les muscles grands pectoraux grêles et peu développés .... »

« Quant au sternum, ses changements se bornent quelquefois à une voussure peu prononcée, en avant et vers son milieu ; mais, dans les cas extrêmes, il devient le siège d'une déformation très remarquable.... Retenu en haut par la première côte, il éprouve, par l'élongation des côtes moyennes, un mouvement de bascule qui tend à pousser en avant et en haut sa partie moyenne. D'un autre côté, comme son extrémité inférieure est bridée par la ligne blanche et les muscles droits abdominaux qui tendent à l'entraîner en bas, cette extrémité, au lieu de participer à la projection en avant du corps de l'os, se recourbe au contraire, et se déjette en arrière. Il résulte de là que, loin de présenter une surface plane de haut en bas, comme dans l'état normal, le *sternum est cambré en avant, plus ou moins saillant à sa partie moyenne*, et déprimé *au-dessous de ses deux tiers supérieurs* ».

En résumé pour Alph. Robert, on constate une *dépression latérale de la poitrine*, et une *projection en avant de la partie moyenne du sternum.*

C'est ce qu'on a appelé la poitrine en carène, en pain de sucre, poitrine de poulet, de pigeon (pigeon-breast).

Disons en passant qu'il faudra prendre garde de ne pas confondre ces déformations avec celles du rachitisme. (Chapelet rachitique, nouures articulaires, déformations des membres, ventre saillant, etc.)

Dans quelques cas rares, les parties latérales du thorax sont portées en avant, le sternum est creusé d'une gouttière et la colonne est un peu déviée.

Pour Lambron (1), la déformation du thorax consécutive à l'hypertrophie des amygdales a quelque chose de spécial, des caractères propres, distincts de ceux des déformations du rachitisme ou de l'emphysème. Le principal caractère de l'altération rachitique du thorax est de présenter une saillie des cartilages costo-sternaux et deux gouttières verticales, c'est-à-dire deux enfoncements comprenant presque toute la hauteur de la poitrine. Au contraire, d'après Lambron, la déformation thoracique est caractérisée par une dépression transversale, à l'union du 1/3 inférieur avec les 2/3 supérieurs paraissant avoir été produite par un anneau qui, en ce point, aurait déprimé cette partie de la cage osseuse.

Pour Robert, la première cause de la déformation, c'est l'exagération de la pression atmosphérique qui s'exerce de dehors en dedans, pendant l'inspiration ; la deuxième cause est la mollesse des os chez l'enfant.

Lambron fait remarquer que la forme tranversale de l'enfoncement thoracique correspond exactement aux attaches supérieures du diaphragme; or, la dilatation de la poitrine, quand il existe un obstacle à l'entrée des voies respiratoires, s'exécute surtout par la contraction des muscles inspirateurs inférieurs, et principalement du diaphragme. C'est l'excès des contractions de ce muscle qui attire en dedans les côtes, les déforme à cause de leur flexibilité, et produit ainsi la dépression transversale (2).

Dans nos observations sur les arriérés de Vaucluse, nous avons rencontré, outre la poitrine en carène, la luxation en arrière de la pointe du sternum, l'aplatissement des parties latérales et parfois même de la partie antérieure du thorax ; la saillie exagérée des

(1) LAMBRON. De l'hypertrophie des amygd., de ses fâcheuses conséq., etc. Rapport de Blache. *Bullet de l'Acad. de méd.*, 1861, t. XXVI, p. 637.

(2) VIDAL (de Cassis) renversant la proposition, croyait à une espèce d'atrophie de la cage osseuse, qui non seulement ne se développait pas, mais même perdait de sa capacité à mesure que se développaient les amygdales et que diminuait de quantité l'air inspiré.

épaules (scapulæ alatæ) ou encore cette incurvation spéciale des épaules qu'on a qualifiée d'épaules en porte-manteau; des attitudes vicieuses variées, l'incurvation totale du tronc en avant, etc. Dans un cas, nous avons vu le diaphragme attirer concentriquement en dedans la partie inférieure de la poitrine.

Des mêmes observations, nous avons pu tirer cette conclusion que la plupart des sujets examinés avaient une *attitude* particulière.

1° Ils se tiennent tous courbés en avant, voûtés.

2° Ils ont par là des attitudes vicieuses (saillie des épaules ou d'une épaule).

3° Ils respirent tous mal par le sommet de leurs poumons.

La façon dont respirent les malades atteints de tumeurs adénoïdes est caractéristique. La bouche ouverte, ils respirent librement; tous les diamètres thoraciques s'accroissent; la respiration est costo-diaphragmatique. Si l'on fait fermer la bouche, la voie nasale étant insuffisante, le type respiratoire change, et de costo-diaphragmatique devient costal supérieur. En même temps, l'auscultation révèle une respiration incomplète, un murmure vésiculaire obscur voilé (1). Cette observation de M. le Prof. Grancher qui s'applique d'ailleurs à toutes les obstructions nasales notables, nous a été confirmée chez la plupart des arriérés de Vaucluse, atteints d'hypertrophie adénoïde du pharynx, et qui tous respiraient mal de leurs poumons, au sommet surtout, ou bien inspiraient par saccades, puis avaient une expiration fort longue.

6° — TROUBLES DE L'ÉTAT GÉNÉRAL

On conçoit que la santé générale soit atteinte quand des troubles aussi profonds se sont développés sur le malade.

Les sujets sont très souvent pâles, malingres, et ont une tendance considérable aux adénites cervicales et sous-maxillaires. Ces engorgements ganglionnaires qui ont été mis par beaucoup d'auteurs sous la dépendance d'un état scrofuleux antécédent, nous paraissent bien plutôt ne s'être installés que grâce à la débilité, résultat de l'affection qui nous occupe.

(1) Grancher. *Ann. des mal. de l'oreille*, mai 1886.

Le système musculaire ne peut acquérir tout le développement dont il est susceptible, puisque l'essoufflement survient au moindre exercice, et que l'enfant ne peut se livrer aux jeux de son âge et sortir sans être atteint au moindre froid de coryza, ou encore d'amygdalite.

Les membres sont grêles.

Le buste est peu développé, la taille moins élevée. En général le corps est chétif: son poids est inférieur à la normale (Ouspenski).

La puberté est languissante, en retard; le sommeil des organes génitaux est plus prolongé que normalement.

Chez les jeunes filles, les seins sont peu développés pour leur âge; il y a un véritable arrêt de développement de la mamelle.

La première apparition des règles se fait tardivement; elles sont insuffisantes, se suspendent facilement pendant des intervalles assez longs, enfin coïncident assez souvent avec des maux de gorge périodiques.

Non seulement les enfants sont pâles et débiles, mais ils sont sujets à une prostration extrême à l'occasion des indispositions les plus légères. On n'ose plus les faire sortir au grand air, et ils s'étiolent de plus en plus.

Ils entrent facilement en sueur au moindre exercice, et alors suent abondamment. Cet inconvénient, surajouté à l'étouffement constant, les empêche de jouer, les rend moroses et les maintient dans une tranquillité trop parfaite, si l'on peut s'exprimer ainsi.

L'abondance et la fréquence des sueurs rendent également nombreux et faciles le refroidissement, les inflammations aiguës du côté de la gorge et des bronches.

L'enfant vit dans un état permanent de mauvaise santé et succombe facilement à une maladie aiguë, surtout si elle frappe les organes respiratoires.

Il est encore une cause thermique qui contribue puissamment à enflammer, chez nos malades, l'arbre aérien. L'air froid, ne pouvant passer par la voie nasale obturée, est inspiré par la bouche constamment entr'ouverte, et va frapper directement les bronches. Aussi la coexistence d'une bronchite chronique est-elle parfois notée.

La libre entrée de l'air dans la poitrine étant gênée, le thorax ne peut se dilater autant qu'il le pourrait et recevoir sa ration d'air nécessaire et normale.

Les enfants qui, juste au moment où ils grandissent, ne peuvent renouveler l'air de leurs vésicules pulmonaires, se trouvent artificiellement placés à peu près dans la situation des prisonniers vivant dans l'air confiné. Or, on sait combien l'air confiné est propre à développer la tuberculose.

De plus, l'hypertrophie du tissu adénoïde pharyngien entretient une irritation constante des voies aériennes ; cet état est très peu propre à arrêter l'éclosion de la tuberculose pulmonaire. Aussi, ces enfants débiles, pâles, à chairs molles, ne devront-ils jamais vivre dans un milieu de contagion, avec des parents ou des domestiques qui toussent.

Enfin, on constate souvent l'hypertrophie du tissu lymphoïde pharyngo-buccal chez plusieurs enfants de la même famille en même temps, et par conséquent de la débilité chez tous. Et si quelqu'un des enfants n'a pas d'hypertrophie adénoïde, il est beaucoup plus fort, plus gai, plus remuant que ses frères et sœurs.

Le tableau que nous venons de tracer pourra, au premier abord, paraître poussé au sombre, mais combien de médecins n'ont pas constaté le trouble profond apporté dans toutes les fonctions par l'hypertrophie adénoïde abandonnée à elle-même ?

---

§ 3. — Formes, marche et pronostic.

D'après ce que nous avons dit en parlant des signes physiques de la maladie, nous distinguerons trois types différents dans son aspect.

1er Type. — *Forme en masse.*

2e Type. — *Forme disséminée.*

Quelquefois on peut trouver, en même temps qu'une tumeur de la voûte, des végétations latérales, ce qui permet d'admettre :

3e Type. — *Forme mixte.*

M. Chatellier (1) à l'exemple de M. Calmettes (2), distingue une forme *auriculaire*. Cette forme ne nous paraît pas devoir être conservée : les troubles auriculaires sont en effet surtout fréquents dans les 2e et 3e types, mais ils peuvent également exister dans le 1er, si l'hypertrophie est suffisante ou le catarrhe concomitant très marqué.

Nous renverrons, pour l'étude de la marche de la maladie, à ce que nous avons dit plus haut ; quant au pronostic, il peut aisément se déduire de la description des symptômes et des troubles du développement et de l'état général qui leur sont associés.

(1) Thèse citée.

(2) *Gazette médicale de Paris*, 1883, n° 26.

§ 4. — Diagnostic.

Les *signes de probabilité* seront fournis par le faciès et par la constatation de la diminution de la perméabilité nasale.

Le *faciès* en effet est caractéristique : nez rudimentaire, lèvre trop courte et laissant voir les dents, bouche constamment entr'ouverte et air étonné du malade. On ne confondra pas ce faciès avec ceiul des scrofuleux à lèvre supérieure volumineuse et avançante, à nez tuméfié, à menton aplati, etc.

Et nous ne parlerons pas ici des malformations dues à un arrêt de développement crânien ou à une étroitesse bipariétale du crâne ayant entraîné la projection en avant des os de la face.

L'*imperméabilité nasale* et ses divers degrés seront reconnus en faisant successivement souffler le malade par une narine, puis par l'autre, la bouche étant fermée.

Les *signes de certitude* ne seront donnés que par la *rhinoscopie postérieure* décrite plus haut et le *toucher digital*, moyens d'examen sur lesquels nous ne reviendrons pas ici.

Le *diagnostic différentiel* est d'ordinaire facile.

L'*hypertrophie des amygdales palatines* isolée ne donne pas le faciès, si elle cause parfois un léger degré d'imperméabilité nasale ; de plus elle a des signes objectifs bien déterminés.

L'*oblitération et l'étroitesse congénitales des fosses nasales* seront reconnues à la rhinoscopie antérieure, à l'aide d'une sonde, et aux malformations crâniennes et faciales concomitantes. Il en est de même pour les *malformations de la cloison*, qui (il faut s'en souvenir) peuvent amener consécutivement de l'hypertrophie adénoïde du naso-pharynx.

Le *catarrhe et la rhinite hypertrophique* seront également diagnostiqués par le spéculum introduit dans la narine ; le toucher digital et la rhinoscopie postérieure permettront de reconnaître ou de rejeter l'existence de tumeurs adénoïdes si souvent coexistantes.

Les *polypes muqueux du nez* sont très rares avant l'âge de seize ans, et sont visibles au spéculum ou par la rhinoscopie postérieure.

Quant *aux polypes naso-pharyngiens*, ils commencent rarement avant quinze ans ; on ne saurait les confondre qu'au début avec les végétations adénoïdes ; ils sont durs, provoquent des hémorrhagies quelquefois profuses, et d'ordinaire croissent *rapidement* en amenant des déplacements des parties voisines, des déformations de la face dans bien des cas unilatérales, enfin si différentes de celles provoquées par les tumeurs adénoïdes qu'il est impossible de se méprendre sur leur nature réelle.

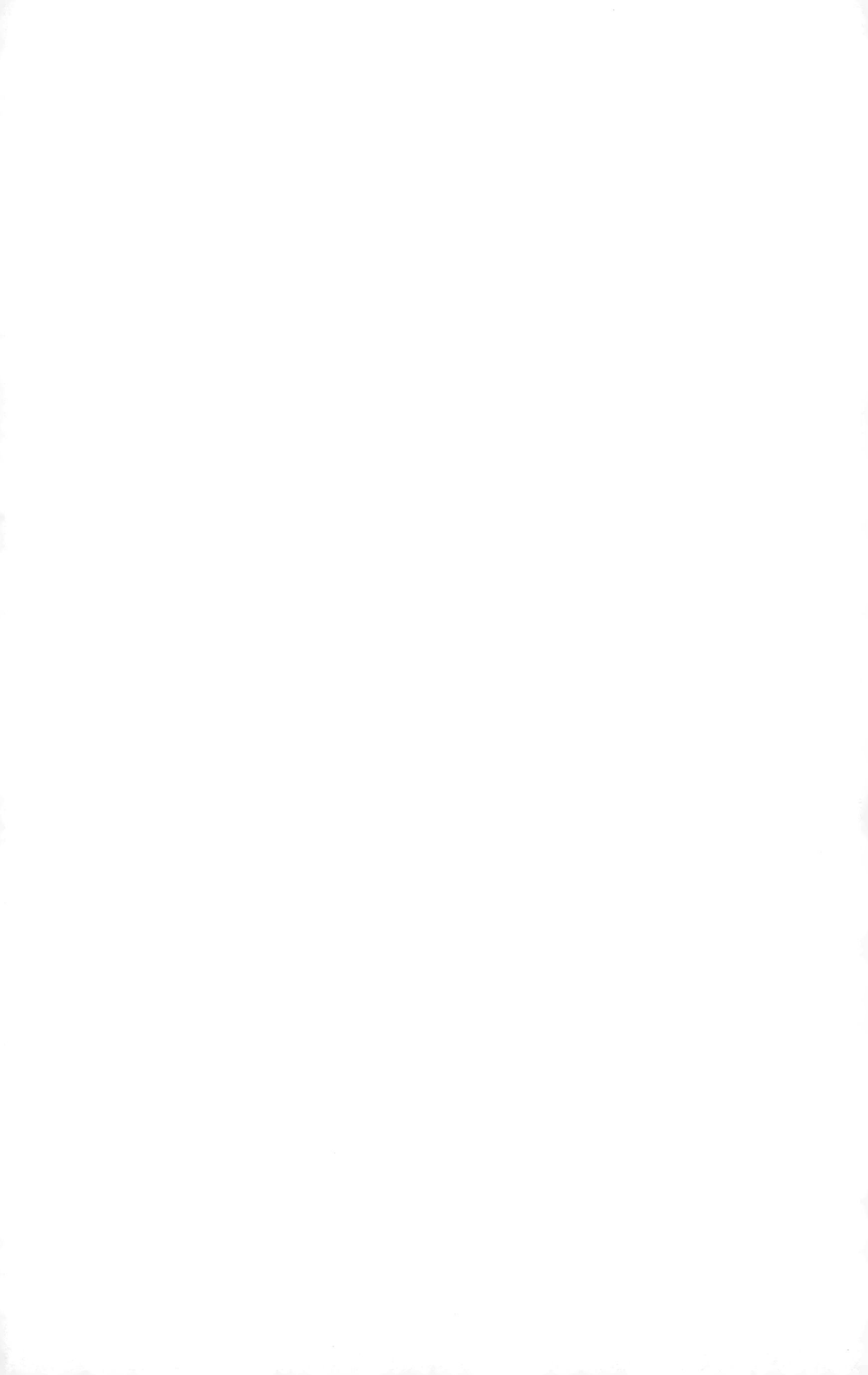

CHAPITRE III

HYPERTROPHIE DE L'AMYGDALE LINGUALE

L'amygdale de la langue peut s'hypertrophier au même titre que les tonsilles palatines et pharyngée. L'histoire de cet organe et de son gonflement chronique a été l'objet de travaux récents. En France, M. le Dr Ruault est le premier qui ait attiré l'attention sur ce sujet et cité des observations.

(1) SACHS. *Du Bois Reymond Arch. fur Physiologie*, 1859, p. 196. — FREY. *Traité d'histiologie*. — BOETTCHER. *Virchow's Archiv.*, vol. XVIII, p. 190. — OTSTMANN. *Ibid.*, vol. XCII, p. 119. — BICKEL. *Ibid.*, vol. XCVII, p. 340. — STOHR. Sur les amygd. et les glandes vésicul. de la base de la langue (über Mandeln und Balgdrüseu). *Archiv. für Anat. und. Phys.*, vol. XCVIII, p. 211. — HEYMANN. *Berliner Klinische Wochenschrift*, 1881, p. 393, et 1887, p. 764. — SEIFERT. Sur une cause rare de réflexes. *Sitzungsberichte der Phys. med. Gessellschaft in Würzburg*, 17 juillet 1886. — SEIFERT. Sur l'hypertr. des glandes follicul. de la langue. *Berliner Klinische Wochenschrift*, n° 19, 9 mai 1887. — SWAIN. Les glandes follicul. de la base de la langue et leur hypertrophie. *Deutsches Archiv für Klinische Medizin.*, vol. XXXIX, 1886. — CURTIS. *New-York medical Journal*, 8 novembre 1884. — RICE. Causes inusitées de la toux. *The medical Record* (de New-York), 1er mai 1886. — LENNOX-BROWNE. *Comptes rendus du Congrès internat. de laryngologie*. Milan, septembre 1880. *The Throat and its diseases*, p. 209. Londres, 1887, et *Journal of the American medical Association*, 29 octobre 1887. — BABCOCK. *Southern California Practitioner*, 1887, p. 127. — MAC BRIDE. Tissu adénoïde de la base de la langue et symptômes du côté de la gorge. *Edinbourg med. Journ.*, septembre 1887. — GLEITSMANN. — Hypertrophie de l'amygd. de la langue. *Medical Record*, 17 décembre 1887 (New-York). — RUAULT. Contribut. à la patholog. de la quatrième amygd. (amygd. de la langue). *France médicale*, 1888, nos 65, 66 et 67, et *Archives de laryngologie*, 1888, p. 193.

§ 1. — Signes physiques.

Pour voir la région préépiglottique où siège l'amygdale linguale, il suffit de porter le miroir au fond de la gorge, après avoir eu la précaution de tirer la langue du patient hors de la bouche, comme on le fait pour l'examen du larynx.

On aperçoit alors l'amygdale hypertrophiée à des degrés différents. Tantôt toute la couche lymphatique est uniformément hypertrophiée, atteint ou même déborde l'épiglotte qui ne peut plus s'ouvrir entièrement. Tantôt certains groupes de follicules sont hypertrophiés plus que d'autres et forment de petits mamelons, quelquefois du volume d'une noisette, et dont quelques-uns semblent avoir un pédicule.

Dans d'autres cas, toute la région est hypertrophiée, mais divisée en deux ou trois lobes. Enfin, chez certains sujets, toute la région est comme végétante, parsemée de petites élévations de longueur et de volume très différents.

Ces follicules hypertrophiés ont ordinairement une couleur rouge, mais, chez quelques sujets, nous en avons vu qui étaient d'un gris jaunâtre ou même d'un blanc remarquable, mais c'est là l'exception.

En dehors du changement opéré à la base de la langue, on peut encore apercevoir, dans les cas extrêmes, l'épiglotte repoussée par les glandes hypertrophiées.

Quelquefois, l'hypertrophie de l'amygdale linguale s'accompagne d'hypertrophie des amygdales palatines, de pharyngite granuleuse, terminant ainsi en bas l'hypertrophie du cercle lymphoïde de la gorge. Quelquefois aussi on a constaté de la laryngite catarrhale.

La palpation avec l'index quand elle peut se faire, donne une sensation de fermeté, d'élasticité, sans induration sous-jacente, et sans douleur appréciable. Le seul phénomène produit est la nausée, l'effort de vomissement.

§ 2. — Symptômes fonctionnels.

Les symptômes sont multiples, mais relèvent principalement, dit Gleitsmann, de l'irritation mécanique provoquée par les glandes hypertrophiées sur l'épiglotte qui est, pour ainsi dire, continuellement titillée par l'amygdale linguale démesurément grossie. Leur intensité ne paraît pas en rapport avec le volume des follicules hypertrophiés. A ce point de vue, le degré d'impressionnabilité du malade doit entrer en ligne de compte, d'autant plus que l'irritation mécanique n'est vraisemblablement pas la seule cause des symptômes fonctionnels : l'irritation des filets du pneumogastrique doit nécessairement avoir une influence sur quelques signes, principalement sur la toux.

On peut observer : 1° une sensation de corps étranger ou de compression à la gorge ; 2° une gêne dans la parole ou dans le chant ; 3° des douleurs irradiées ; 4° de la toux ; 5° des accès d'asthme.

Le symptôme le plus fréquemment observé est la *sensation d'un corps étranger* dans la gorge.

Au dire des malades, ce corps étranger est plus ou moins volumineux ; c'est une boule, une balle de plomb, une grosseur, un morceau de chair, un fragment alimentaire resté logé là ; d'autres fois c'est un cheveu, un fil, qui amène du chatouillement, des picotements et provoque la toux.

Quelques malades montrent avec le doigt le point très bien localisé où ils souffrent et sentent la tuméfaction.

Les malades cherchent à se débarrasser de cette gêne par la déglutition. Ils éprouvent continuellement le *besoin d'avaler à vide*. La déglutition elle-même n'est pas gênée. Et comme nous l'avons vu sur un de nos malades, et ainsi que le rapporte Gleitsmann, la déglutition semble apporter un soulagement temporaire. On ne souffre pas pendant tout le temps qu'on mange, ou du moins la gêne devient supportable. Tous les malades sont d'accord sur ce point.

D'autres malades ont une sensation d'étranglement, de pression continue. Les sujets nerveux s'irritent de la présence de ce corps étranger ou de cette pression incessante, et éprouvent souvent de grandes douleurs. Ces malades ont été longtemps pris pour des hystériques ou des hypochondriaques (Ruault).

D'après Lennox Browne, un certain nombre de cas de *boule hystérique*, la plupart même suivant Swain, peuvent trouver leur explication dans cette sensation localisée que donne l'hypertrophie de l'amygdale linguale. M. Ruault fait remarquer au contraire qu'on ne doit pas confondre les sensations d'étranglement, de pression *continue* avec la boule hystérique qui n'est pas continue, qui *monte*, et qui s'accompagne souvent des autres phénomènes de l'attaque.

La *gêne de la parole et du chant* est très souvent constatée (Curtis), et c'est parfois le premier et le seul symptôme qui inquiète les malades et les fait consulter un médecin. « Dans quelques cas, dit Gleitsmann, les malades éprouvent simplement une prompte fatigue quand ils se servent de leur voix ; dans d'autres la voix est entièrement perdue. On a observé des cas où la voix, bonne un jour devenait mauvaise le lendemain, et où elle venait à manquer subitement pendant le chant. Les chanteurs de profession disent aussi qu'ils perdent la faculté de prendre le ton juste, ou bien que leur voix a perdu beaucoup de sa pureté et de son timbre. »

Non seulement la parole prolongée fatigue le malade, mais quelques sujets éprouvent de la douleur en parlant, sans toutefois être enroués, et sans qu'il y ait de la laryngite, de la pharyngite granuleuse, ou des restes d'amygdales hypertrophiées.

Dans ces cas l'épiglotte ne peut que difficilement se mouvoir, et cause de la fatigue à chaque effort qu'elle fait pour repousser les follicules hypertrophiées. Si elle peut encore se mouvoir, et qu'il y ait simplement contact, le frottement et l'irritation qui en résulte se transmet aux nerfs du larynx, d'où fatigue et défaillance possibles de la voix.

On a signalé des *douleurs irradiées* vers divers points du corps : de chaque côté de la gorge jusque vers les oreilles, dans le cou, entre les omoplates, dans le larynx, dans la trachée et même dans l'estomac.

Beaucoup de malades souffrent d'une *toux* qui peut s'observer sous deux formes différentes (Rice). Elle est tantôt violente, spasmodique, presque incessante ; tantôt quinteuse et laissant entre les quintes des intervalles de repos et de silence plus ou moins longs. « La forme spasmodique, dit Gleitsmann, se montre, en règle générale, lorsque les glandes hypertrophiées empiètent sur l'épiglotte, et elle est moins fréquente que la forme quinteuse. »

Cette toux, rebelle à tout traitement médical, détermine souvent dans les familles des craintes très vives : on croit à la phthisie commençante. Elle est due probablement aux frottements réciproques de la base de la langue hypertrophiée et de l'épiglotte, frottements qui s'effectuent à l'occasion des moindres mouvements de ces deux organes (Gleitsmann) ; pour Rice, l'irritation des branches pharyngée et laryngée supérieure du pneumogastrique en est la cause.

Cette toux irritante, fatigante, est souvent le seul symptôme dont se plaignent les malades ; ils ne demandent fréquemment conseil que pour être délivrés de cette incommodité (Rice).

Des accès de dyspnée, ressemblant à de l'*asthme,* ont été signalés par Heymann, et par Seifert.

Ce dernier dit que, lorsque des tumeurs de la base de la langue, des tumeurs folliculaires, des follicules hypertrophiés, des kystes viennent en contact avec l'épiglotte, elles peuvent amener des *spasmes réflexes*, *de la toux*, *de la dyspnée*, etc., excitation directe du pneumogastrique. — Donc, quand on se trouvera en face d'un accès d'asthme, on devra examiner la région préépiglottique avant de lui attribuer une origine purement nerveuse. Ces phénomènes nerveux doivent être rapprochés des accès d'asthme causés par l'hypertrophie de l'amygdale palatine dont nous avons parlé plus haut.

La *marche* de l'hypertrophie de l'amygdale linguale est lente et continue. Peut-être cette hypertrophie disparait-elle naturellement avec l'âge. — Sa marche chronique est quelquefois entrecoupée de périodes d'inflammation subaiguë pendant lesquelles la gêne de la déglutition ou la sensation de pression que ressentaient seulement les malades, font place à de véritables douleurs. L'amygdale linguale se recouvre, pendant ces poussées inflammatoires, de petits points blanchâtres qui rappellent exactement l'aspect de l'amygdalite folliculeuse.

Le *pronostic* est favorable, tant au point de vue de la maladie ellemême qu'au point de vue de ses divers symptômes. Il n'est un peu plus sérieux que lorsque les douleurs sont vives et amènent, chez les sujets atteints, des idées de tristesse, de mélancolie et de l'inquiétude sur la gravité de leur état. Il ne faut pas oublier en effet que beaucoup de ces malades passent couramment pour des hypochondriaques, erreur pourtant facile à éviter puisque les patients se plaignent toujours du même point, la gorge, ou d'un même symptôme, la toux, etc. Ils n'ont en aucune façon les douleurs changeantes et variées des vrais hypochondriaques (Ruault).

Le *diagnostic* est impossible à faire en se basant seulement sur les symptômes fonctionnels. Pourtant la sensation de corps étranger bien localisé et le besoin continuel d'avaler à vide sont, de tous les signes, ceux qui devront le plus souvent donner l'éveil à l'observateur. L'examen au miroir laryngien pourra seul permettre de poser un diagnostic précis.

TROISIÈME PARTIE

ÉTIOLOGIE GÉNÉRALE

§ 1

L'étiologie de l'hypertrophie limitée aux amygdales palatines paraît, chez la plupart des sujets qui en sont atteints, devoir être attribuée à l'amygdalite simple aiguë antécédente et répétée (*amygdalite chronique paroxystique* de Ruault). C'est alors l'hypertrophie dite *dure* ou *fibreuse*.

Mais dans un certain nombre de cas, l'amygdale palatine peut s'hypertrophier rapidement, sans que le reste du tissu adénoïde pharyngien participe à cette augmentation de volume, et sans que la tonsille acquière la dureté qu'elle présente dans les cas précédents. Ceci se voit assez fréquemment après l'angine scarlatineuse, diphthérique ; et, quelquefois aussi chez des jeunes gens, après l'angine syphilitique secondaire.

§ 2

L'étiologie de la forme *molle* de l'hypertrophie des amygdales palatines ne saurait être séparée de celle des *tumeurs adénoïdes du pharynx* et de la *pharyngite granuleuse*.

Ces affections ont le même substratum anatomique ; elles coexistent très souvent. Et si, chez l'adulte, l'angine granuleuse est causée par des excès de chant, de parole, de tabac, chez l'enfant au contraire le tissu adénoïde du pharynx buccal s'hypertrophie à la moindre irritation, ou bien est envahi de proche en proche, que le processus morbide ait commencé par l'amygdale pharyngée ou par l'amygdale palatine.

Les végétations adénoïdes se rencontrent dans tous les pays depuis qu'on les cherche ; elles sont aussi fréquentes dans les climats rudes que dans climats tempérés, dans les climats maritimes que dans les climats continentaux (Fränkel) (1). Les climats froids et humides comme ceux du Danemark, de l'Allemagne du Nord, de l'Angleterre, ont été à tort incriminés.

Elles frappent surtout les enfants et les jeunes gens, et le sexe féminin.

Elles ont tendance plus particulièrement à diminuer avec les progrès de l'âge vers 18 à 20 ans, mais quelquefois on en trouve bien plus tard. M. Ruault en a extirpé à un homme de 63 ans.

On a mis en cause le catarrhe naso-pharyngien répété, et Ziem (2) la suppuration du nez : le pus s'écoulant dans le pharynx causerait la tuméfaction de l'amygdale pharyngée ; de plus, un agent infectieux contribuerait encore à exciter la sécrétion du pus.

L'exercice trop prolongé de la voix a été également accusé de donner des végétations adénoïdes.

Schæffer (3), de Brême, croit que l'hypertrophie de l'amygdale pharyngée peut être : 1° congénitale, 2° la suite de rhinite chronique, 3° produite par une inflammation du tissu adénoïde. Elle se voit surtout chez les enfants scrofuleux ; elle est fréquente de 5 à 20 ans. Sur 270 cas, il l'a vue 51 fois avec hypertrophie des amygdales palatines ; il a noté en outre 96 cas de surdité, 11 cas d'otorrhée, 5 d'asthme, 4 avec épistaxis, et un cas de chorée.

Trautmann (4) dit que cette hypertrophie est fréquente chez les enfants tuberculeux ou nés de parents syphilitiques. Sur 150 cas, il a noté 18 fois des épistaxis, 87 fois des maux de tête à la suite de

(1) FRÆNKEL. Ueber adenoïde Vegetationen. *Deutsche med. Wochenschrifft*. 1884, n° 41.

(2) ZIEM. Sur les causes de la tuméfact. de la tonsille pharyngée. *Allgemeine med Zeitung*, n° 16. 1887.

(3) SCHŒFFER. *Loc. cit.*

(4) TRAUTMANN. *Loc. cit.*

troubles circulatoires, 72 fois de l'hypertrophie des amygdales palatines, etc.

Enfin, on voit très souvent l'hypertrophie du tissu adénoïde de la gorge et surtout de l'amygdale pharyngée, atteindre les divers membres d'une famille de père en fils. Beaucoup d'auteurs croient à l'hérédité de cette affection. « C'est peut-être cette hérédité des tumeurs adénoïdes, dit M. Chatellier, qui fait que les enfants issus de mariages entre consanguins sont plus fréquemment que d'autres affectés de surdi-mutité. » Comme nous essaierons de le démontrer plus loin, nous y voyons surtout, pour certains cas déterminés, une hérédité des déformations crâniennes, faciales, etc., entraînant à leur suite l'hypertrophie du tissu lymphoïde bucco-pharyngé.

On a vu coïncider l'apparition de l'hypertrophie amygdalienne avec les fluxions de la dentition chez les enfants lymphatiques, et quelquefois chez les adultes, avec l'évolution de la dent de sagesse. (Robert).

On a incriminé l'habitation des lieux bas, humides et froids, une contitution faible et détériorée par des maladies fréquentes. Le lymphatisme, la scrofule, ont été surtout accusés de donner aux enfants une grande tendance au gonflement chronique des amygdales. Déjà Robert s'élevait contre cette idée, et voyait dans l'hypertrophie plutôt la cause de la débilité qu'un effet d'une affection générale. Pour Perry (1), l'hypertrophie des amygdales serait même une cause suffisante de cette scrofulose, si scrofulose il y a. En tout cas, pour nous la débilité et les troubles du développement concomitants ne sauraient être sans influence sur l'invasion possible de la tuberculose sous toutes ses formes, atténuées, latentes, ou au contraire à évolution complète.

L'hypertrophie du tissu adénoïde du pharynx, lorsqu'elle porte sur l'amygdale palatine et surtout sur celle de la voûte des arrière-narines, s'accompagne presque toujours de déformations du squelette et des cavités de la face ; ces déformations absolument caractéristiques ont excité la sagacité des observateurs.

Pour la plupart des auteurs, les déformations sont la conséquence de l'hypertrophie et de la sténose ou de l'obstruction des conduits

(1) PERRY. The serious constitutional effects of enlarged tonsils in children. *New-York med. Record*, 3 oct. 1885.

buccaux et nasaux qui résulte de cette hypertrophie. Presque tous n'ont vu là que des déformations. Nous reconnaissons que, dans la grande majorité des cas, il en est ainsi, puisque l'opération pratiquée d'assez bonne heure peut souvent permettre à ces déformations de disparaître ou tout au moins de s'atténuer avec le temps. Nous essaierons cependant de démontrer que, dans quelques cas du moins, on est en face de malformations natives, faisant partie d'un ensemble de difformités congénitales, et auquel s'est ajouté par surcroît l'hypertrophie du tissu de l'anneau lymphatique de Waldeyer. A notre avis, sténose du nez et des fosses nasales, angustie du pharynx nasal et du pharynx buccal, aplatissement latéral de la bouche avec surélévation de la voûte palatine et troubles du développement du système dentaire, modifications dans les formes ordinaires du thorax, toutes ces déviations du type normal ne doivent pas être (dans quelques cas assez bien délimités) séparés d'un tout, d'un ensemble de malformations, de stigmates physiques, qui atteignent également les membres, le crâne et sa cavité, et qui se retrouvent au complet chez les dégénérés.

Et ce n'est pas seulement chez les dégénérés, chez les idiots ou arriérés de la colonie de Vaucluse dont nous avons pu, grâce à l'obligeance de notre ami le Dr Legrain, prendre les observations complètes, qu'on peut retrouver ces malformations. Dans des familles dont tous les membres étaient intelligents, il nous a été donné de constater des malformations faciales et crâniennes coexistant avec des végétations adénoïdes et de grosses amygdales ; mais, coïncidence singulière, les seuls enfants qui présentaient ces hypertrophies étaient ceux qui avaient la forme du nez du père par exemple, nez rétréci, nez rudimentaire dans deux ou trois générations successives de la famille. Les frères ou sœurs de ces enfants qui avaient le nez de la forme de la mère étaient indemnes d'hypertrophie adénoïde.

Ces cas étaient uniquement expliqués jusqu'ici par cette conjecture que l'ascendant devait avoir eu de l'hypertrophie adénoïde dont quelques restes pouvaient encore subsister d'ailleurs, tels que granulations pharyngées, moignons d'amygdale, etc... Nous pensons pour notre part que cette explication n'est pas satisfaisante dans tous les cas ; quelquefois, croyons-nous, ces malformations natives des cavités de la face ont une influence pour ainsi dire primordiale sur le développement postérieur des végétations adénoïdes ou de l'hypertrophie des amygdales. S'il n'en était ainsi, comment pourrait-on expliquer ce fait que sur 113 arriérés de la colonie de Vaucluse examinés, 56 ont présenté soit des végétations adénoïdes, soit de grosses amygdales palatines, soit, plus souvent encore, ces deux hypertrophies réunies, auxquelles se surajoutaient de la pharyngite granuleuse, de véritables colonnes de tissu adénoide le long des parois postérieures et latérales du pharynx ?

L'hypertrophie du tissu lymphoïde des amygdales palatines et pharyngée n'a pas, à notre avis, une influence et une puissance assez grande pour entraîner toute la série de déformations relevées sur les dégénérés de Vaucluse. Nous croyons bien plutôt que, dans cette circonstance du moins, le contraire est vrai : en amenant la sténose congénitale du nez, en ouvrant la bouche aux sujets, etc., ces différentes malformations congénitales ont rendu le tissu adénoïde bucco-pharyngé plus accessible aux agents extérieurs, l'ont mis dans un état d'infériorité marquée et l'ont prédiposé, pour ainsi dire, à l'hypertrophie. Il serait, croyons-nous, difficile d'expliquer autrement l'énorme proportion (50 %) de sujets atteints à la fois de malformations et d'inflammation chronique de l'anneau lymphatique de la gorge.

Aussi, croyons-nous que dans un certain nombre de cas, l'hypertrophie *de famille*, qui se manifeste chez quelques-uns des enfants ou chez tous, est due non pas à une inflammation chronique héréditaire, à une tendance spéciale, à une aptitude transmissible par l'hérédité, mais à ce que les membres de la même famille sont nés avec une sténose congénitale du nez ou des fosses nasales, et que, dès leur plus bas âge, ils ont dû ouvrir la bouche pour respirer. L'influence du froid et des micro-organismes s'est fait alors sentir sur la partie la plus délicate du fond de la gorge, c'est-à-dire sur toutes les amygdales en général, véritables nids à microbes, de par leurs plis, leurs cryptes et les agrégats de leurs cryptes qui favorisent la fixation et la multiplication des micro-organismes.

Dans ce cas particulier, sous l'action de l'air froid, des poussières et des germes en suspension dans l'atmosphère, la muqueuse qui tapisse l'amygdale palatine par exemple, se dessèche et s'irrite, puis s'enflamme chroniquement au même titre que la muqueuse des cornets du nez s'enflamme et s'hypertrophie dans les villes où l'air est confiné et chargé de particules irritantes.

A l'hérédité des déformations faciales s'ajouterait l'action d'un agent inconnu, *mais probablement infectieux*, qui causerait par surcroît l'hypertrophie du tissu adénoïde.

Ce qui nous semble bien prouver qu'il en est ainsi, c'est que des déformations très analogues à celles constatées chez les sujets atteints de végétations adénoïdes, peuvent être vues chez des individus n'en présentant aucune trace. Dans ces cas, les déformations faciales sont consécutives ou mieux parallèles à des malformations de la base du crâne. Nous donnerons plus loin une observation qui nous a été communiquée par M. Ruault ; elle a trait à une fillette de 12 ans, très arriérée, dont le crâne avait subi un arrêt de développement surtout sensible dans le diamètre bipariétal. Par suite de cette disposition, le développement des os de la face s'était bien fait de haut en bas, mais n'avait pu s'effectuer régulièrement dans le sens transversal, il en était résulté une étroitesse des maxillaires et une conformation naso-palatine très analogue à celle qu'on observe chez les sujets présentant de l'hypertrophie adénoïde pharyngée.

On comprend dès lors combien il est important de rechercher (tant dans les cas particuliers que lorsqu'on a affaire à plusieurs sujets d'une même famille atteints à la fois de la maladie), s'il n'existe pas dans la conformation du crâne une disposition (étroitesse du diamètre bipariétal) qui puisse permettre d'y rattacher les malformations faciales.

Quand cette étroitesse du crâne est limitée au diamètre bipariétal, elle ne constitue nullement un signe de dégénérescence intellectuelle. Il s'agit seulement d'une variété de dolichocéphalie.

L'intérêt qui s'attache à cette constatation porte surtout sur le pronostic, car on devra se garder alors d'espérer voir, après l'opération, se modifier bien sensiblement la physionomie du sujet.

§ 3.

Quant à l'étiologie de l'hypertrophie de l'amygdale linguale, elle est fort peu connue.

Elle s'observe beaucoup plus après la puberté que chez les jeunes enfants.

Les malades de Gleitsmann avaient atteint la puberté, la plupart ayant de 20 à 40 ans.

Mac Bride a rencontré l'affection surtout après l'âge adulte, et a vu les femmes donner plus souvent des symptômes fonctionnels de leur hypertrophie que les hommes qui pourtant n'en étaient pas moins souvent atteints.

M. Ruault l'a observée chez une enfant de 7 ans, mais sans production d'aucun symptôme nettement attribuable à la lésion. Depuis la publication de son travail, il en a rencontré d'autres cas chez des enfants de 7 à 13 ans, mais la symptomatologie en était assez vague et peu accentuée.

Pour Swain, les refroidissements en sont une cause certaine ; il croit à l'influence des maladies des autres organes lymphoïdes de la gorge. Suivant lui, l'hypertrophie de l'amygdale linguale se montre surtout dans les classes aisées, chez les femmes et en particulier chez les hystériques, les anémiques, les névropathes.

M. Ruault croit que dans la plupart des cas, l'affection est d'origine nasale : Il dit, dans son mémoire « La coïncidence de l'imperméabilité nasale, notée dans un certain nombre de cas me donne à penser que le fait de respirer la bouche ouverte n'est pas indifférent à la production de la maladie. » En effet, la grande majorité des malades que nous avons observés à la Clinique laryngologique des sourds-muets étaient en même temps atteints de rhinite hypertrophique. La plupart aussi présentaient diverses névroses réflexes d'origine nasale. Aussi M. Ruault pense-t-il que l'inflammation chronique de l'amygdale linguale a deux ordres de causes nasales : 1° des poussées congestives réflexes de la région ; 2° l'irritation de cette région congestionnée par l'air sec, froid et impur qui y passe lorsque le malade est réduit par l'imperméabilité nasale à respirer la bouche ouverte. (Comm. orale).

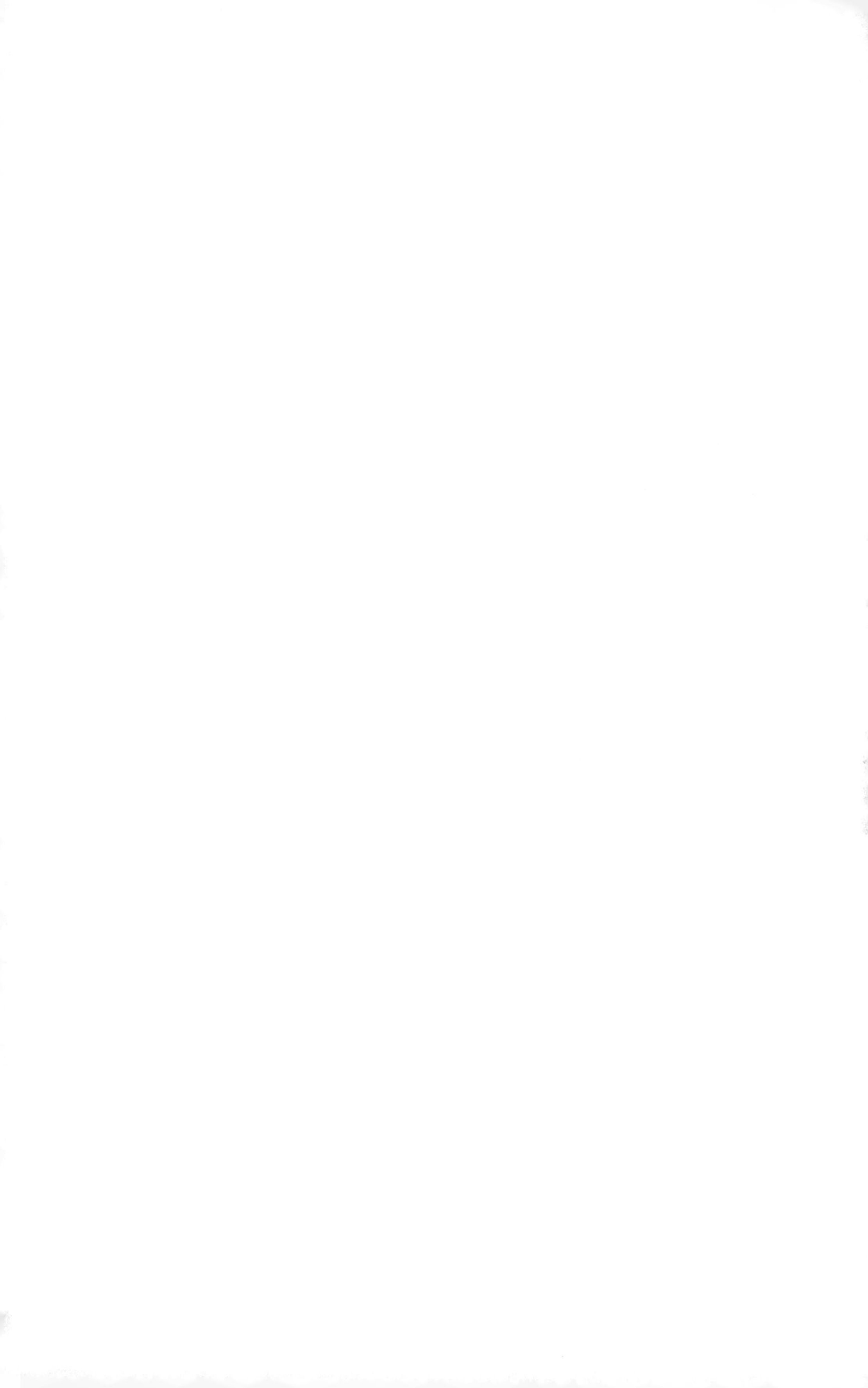

QUATRIÈME PARTIE

TRAITEMENT

S'il nous fallait faire ici l'histoire des divers modes de traitement qui ont été mis en usage contre les affections qui nous occupent, nous dépasserions de beaucoup les limites que nous devons assigner à notre travail. Obligé de faire un choix parmi les innombrables instruments qui ont été proposés pour les mettre en œuvre, nous nous bornerons à exposer les méthodes de traitement en usage à la Clinique laryngologique de l'Institution nationale des sourds-muets, dirigée par M. Ruault.

CHAPITRE PREMIER

TRAITEMENT MÉDICAL

Le traitement médical de l'hypertrophie amygdalienne ne nous arrêtera pas longtemps. Il est, en effet, absolument nul. Il n'existe pas de médication interne capable de réduire le volume des amygdales hypertrophiées.

Les indications se bornent donc à ne pas négliger le traitement général chez les strumeux, le régime chez les anémiques, avant et surtout après la guérison des lésions par le traitement chirurgical.

Comme complément à ce traitement, on pourra souvent conseiller avec avantage une saison thermale dans une station chlorurée sodique, sulfureuse, ou arsenicale ; mais on n'en retirerait aucun profit avant d'être intervenu chirurgicalement.

CHAPITRE II

TRAITEMENT CHIRURGICAL

L'indication est nette : il s'agit de diminuer le volume des tonsilles hypertrophiées. On y arrive par deux méthodes tout à fait différentes : l'amygdalotomie et l'ignipuncture.

AMYGDALOTOMIE

A la Clinique laryngologique des sourds-muets, l'amygdalotomie n'est faite que sur les jeunes enfants (2 à 5 ou 6 ans), indociles, qui ne veulent pas supporter l'ignipuncture, et avec lesquels l'opération ne peut être faite que de force et tout à fait malgré eux.

Les instruments employés pour l'opération sont les suivants :

1° L'amygdalotome ordinaire, à trois anneaux de Mathieu. (Ces amygdalotomes sont de plusieurs dimensions, de façon à ce qu'on puisse employer celui dans lequel l'amygdale à sectionner peut s'engager exactement, à frottement doux.)

2° Un abaisse-langue d'enfant, assez long, et un peu large, qui puisse aisément déprimer et *protéger* la langue.

3° Un ouvre-bouche à écartement parallèle, construit par Aubry.

L'opération exige le concours de trois personnes : l'opérateur et deux aides.

L'un de ceux-ci se tient assis sur une chaise, face au jour, fait asseoir l'enfant sur ses genoux, ou plutôt entre ses genoux, maintient ses jambes entre les siennes, fixe solidement ses bras en les lui maintenant contre le torse avec le bras et la main droite ; et, de la main gauche placée par sa face palmaire sur le front, applique fortement la nuque du patient contre sa poitrine et lui maintient ainsi la tête. La tâche de cet aide, qui est de maintenir immobile le petit malade, est encore facilitée si l'on prend soin d'enrouler autour de celui-ci un drap plié sous forme de large bande, qui maintient déjà les bras et paralyse en partie la défense.

Le second aide se tient à genoux à côté du petit malade, il glisse les mors de l'ouvre-bouche entre les molaires, à gauche et avec la main gauche pour l'ablation de l'amygdale droite, à droite et avec la main droite pour l'ablation de l'amygdale gauche. Il ouvre alors doucement, mais d'une main ferme, l'ouvre-bouche, de façon à abaisser la mâchoire inférieure et à maintenir la bouche du patient largement ouverte. Il lui reste une main libre avec laquelle il peut saisir la mâchoire inférieure et aider ainsi à maintenir la tête immobile.

L'opérateur, assis sur une chaise en face du malade, place alors l'abaisse-langue, explore avec soin, de l'œil et du doigt l'amygdale à sectionner, puis la charge dans l'anneau de l'amygdalotome en y faisant d'abord pénétrer sa partie postéro-inférieure, il fait ensuite basculer l'anneau de façon à le placer parallèlement à la face latérale du pharynx, *sans l'appliquer avec force contre cette paroi* ; puis il fait jouer l'instrument et tranche d'un seul coup l'amygdale. Il retire alors vivement l'instrument et s'assure que le voile du palais et les piliers n'ont pas été blessés.

Si la plaie ne saigne que très peu, il peut alors procéder de suite à l'ablation de la seconde amygdale. Tandis qu'il maintient la bouche entr'ouverte à l'aide de l'abaisse-langue, l'aide qui tient l'ouvre-bouche retire celui-ci, passe de l'autre côté, et place de nouveau son instrument du côté opposé à l'amygdale à enlever. Celle-ci est sectionnée comme la première.

On rend alors la liberté au petit malade, et on le fait gargariser avec de l'eau très froide. Cette précaution suffit d'ordinaire à arrêter l'hémorrhagie, qui est presque toujours insignifiante. Néanmoins, le médecin doit toujours rester près du malade jusqu'à ce que celle-ci soit absolument arrêtée.

On prescrit à l'enfant opéré de ne pas sortir de la maison pendant au moins une semaine. Durant les premiers jours, on ne lui fait prendre que des aliments liquides ou en purée (lait, œufs battus dans du lait bouilli, purées de légumes et autres). On prend soin de le faire gargariser avec de l'eau *fraîche*, et notamment après les repas. Si l'enfant sait bien se gargariser, on emploie avec avantage de l'eau boriquée. La plaie qui devient d'abord grisâtre, se nettoie au bout de 3 à 5 jours, et du 10e au 14e ou 15e jour, la cicatrisation est complète.

Nous ne nous arrêterons pas ici au traitement des hémorrhagies qui peuvent suivre l'opération. Cette question est en effet longuement exposée dans les livres classiques. Plus important nous semble d'indiquer les moyens qui permettent de l'éviter.

Nous devons remarquer que lors des hémorrhagies graves, ce n'est presque jamais l'amygdale qui saigne, mais bien le pilier antérieur. Il est donc important de ne point léser celui-ci pendant l'opération. On y arrivera *en ne faisant pas usage d'un amygdalotome à anneau trop grand*, dans lequel une partie du pilier pourrait s'engager avec une amygdale adhérente, si on engageait trop avant la glande dans le tonsillotome et si la fourche l'attirait trop en dedans. La dimension de l'anneau de l'amygdalotome doit toujours être bien appropriée à celle de la glande à sectionner.

Le sang peut venir aussi du plexus veineux sous amygdalien situé à la partie inférieure de la loge. On évitera de léser ce plexus en n'enlevant à peu de chose près que la partie de la glande qui dépasse les piliers, en ne faisant que l'*amygdalotomie*, et en ne cherchant pas à faire l'*amygdalectomie*. Pour cela, il faut régler l'écartement de la fourche du tonsillotome avant l'opération ; engager l'amygdale dans l'anneau, mais ne pas appliquer avec force celui-ci contre le pilier lorsque l'amygdale y est engagée, On l'amènera seulement à un léger contact de ces piliers ; on transfixera alors la glande avec la fourche, et, avant de sectionner, on portera la main un peu en dedans.

Ainsi faite, chez l'enfant, l'amygdolotomie est une opération bien réglée, bénigne en somme, rapide, et sans danger, car les accidents qui peuvent la suivre, et notamment l'hémorrhagie, seront évités à peu près constamment, si, chose capitale, elle n'est pratiquée que lorsqu'il n'existe pas trace d'inflammation tonsillaire aiguë ou subaiguë, et si, pour la pratiquer, on use d'un tonsillotome en bon état, propre, aseptique, coupant bien et fonctionnant régulièrement. Il faut redoubler de précautions après l'opération, s'il y a de la diphthérie au voisinage du malade. Les gargarismes antiseptiques, et l'isolement absolu du malade jusqu'à la cicatrisation complète de la plaie, sont alors de la plus haute importance, et cependant ces précautions n'empêchent pas toujours l'infection de se produire. Nous en avons observé récemment un cas indéniable, qui, heureusement, s'est terminé par la guérison.

Néanmoins les faits de cet ordre sont assez rares, et ce n'est pas à cause d'eux que M. Ruault n'emploie l'amygdalotomie que lorsque la seconde méthode de traitement, l'ignipuncture, est absolument impraticable. Il se fonde, pour rejeter l'opération sanglante, sur ce fait que l'amygdalotomie est une opération toujours pénible pour l'enfant et surtout pour la famille, qu'elle inquiète. Elle ne doit en effet, pour être exempte de tout danger, jamais être faite par surprise, car les chirurgiens les plus habiles ne réussissent alors pas toujours à la bien faire, et d'ailleurs ils sont quand même obligés d'entrer en lutte avec le petit malade pour l'ablation de la seconde amygdale. L'enfant crie, se débat, saigne, et comme aucune mesure n'a été prise pour régler l'opération, celle-ci laisse à l'entourage la plus douloureuse impression.

Si on ne prend pas la précaution de n'enlever que la partie saillante de l'amygdale, on risque l'hémorrhagie chez l'enfant, et bien plus encore chez l'adulte.

Si l'opération est faite suivant les règles indiquées plus haut, qui du moins la rendent inoffensive, elle manque son but toutes les fois où l'on a affaire à des amygdales enchatonnées, adhérentes aux piliers et les écartant l'un de l'autre.

Telles sont les principales raisons qui ont fait adopter, à la Clinique laryngologique des sourds-muets, de préférence à l'amygdalotomie, le mode de traitement dont nous allons maintenant parler, l'ignipuncture. Nous verrons que ces raisons ne sont pas les seules ; et que les résultats consécutifs de l'ignipuncture doivent la faire préférer à la tonsillotomie.

IGNIPUNCTURE

M. Ruault rejette complètement l'emploi du thermo-cautère Paquelin pour ce mode de traitement.

Le thermo-cautère, en effet, a le grave inconvénient de rayonner beaucoup ; de plus on est obligé de l'introduire à chaud dans la bouche, et dès lors, un faux mouvement du patient peut l'exposer à des brûlures très douloureuses. Le seul avantage du thermo-cautère est d'être très facile à transporter. Mais comme l'ignipuncture des amygdales peut aisément se faire dans le cabinet du médecin, cet avantage est négligeable.

Le galvano-cautère a, au contraire, le grand avantage de pouvoir être introduit à froid dans la cavité buccale et presque sur l'amygdale ; il peut être chauffé instantanément à la température voulue; il se refroidit très vite dès qu'on interrompt le courant. Enfin il rayonne peu, et son action immédiate est très limitée.

La batterie au bichromate employée à la clinique est très forte, ce qui permet de rougir des cautères de dimensions assez élevées. Ceux-ci sont formés d'un fil de platine de fort calibre replié en forme d'*u* très allongé, mais ne formant qu'une pointe très mousse. Le cautère rougit sur une longueur d'environ deux centimètres.

Le manuel opératoire de l'opération est le suivant :

Le médecin est assis en face du patient, dont la bouche est grande ouverte et la gorge légèrement éclairée. Il déprime la langue avec la main gauche ; et, de la main droite, il introduit le cautère à froid jusque sur l'amygdale à cautériser, et même pénètre dans une crypte s'il en voit. Il fait alors passer le courant, dont l'intensité a été réglée avant l'opération. Aussitôt il est averti, par le grésillement de la chair brûlée, que le cautère est chauffé. Il l'enfonce alors de façon à transfixer l'amygdale d'avant en arrière, parallèlement à la paroi latérale du pharynx. Si l'amygdale est très grosse, il fait ressortir la pointe du cautère à la partie postérieure de la face interne de l'amygdale, mais il s'arrange de façon a toujours avoir deux ouvertures, une d'entrée et une de sortie, afin de ne point faire de cratères, ce qui permet d'éviter les inflammations consécutives à l'opération. Il fait ainsi de quatre à six cautérisations sur chaque amygdale.

On doit avoir soin de régler la pile de façon à ce que le cautère arrive aisément au rouge blanc ; sans cette précaution, il ne pénétrerait pas aisément dans la tonsille, surtout lorsque celle-ci est de consistance un peu ferme.

Il faut avoir soin également de ne pas interrompre le courant avant d'avoir retiré le cautère de l'amygdale; sans quoi celui-ci adhérerait aux tissus et ne pourrait être retiré qu'au prix d'une déchirure très douloureuse parfois.

Dans la grande majorité des cas, l'opération est tout à fait exsangue. Lorsqu'une piqûre saigne, il suffit d'y replonger à quelques reprises le cautère chauffé seulement au rouge vif, pour arrêter de suite tout écoulement sanguin.

L'opération terminée, on renvoie le malade en lui prescrivant, pour tous soins consécutifs, de se gargariser fréquemment avec de l'eau très froide.

La réaction consécutive est variable. Elle manque parfois tout à fait. D'autres fois, au contraire, le soir ou le lendemain, il y a un léger train de fièvre. Il en est de même de la douleur consécutive. Elle peut être presque insignifiante, ou au contraire, causer une légère dysphagie pendant deux ou trois jours, rarement plus.

Les eschares tombent du septième au dixième jour.

Il est exceptionnel qu'une seule opération puisse amener une diminution suffisante du volume des amygdales, pour peu que l'hypertrophie soit un peu marquée. D'ordinaire, trois à quatre séances, quelquefois cinq, rarement six, sont nécessaires. Il y a avantage à ne procéder à une seconde séance que lorsque toute trace de la précédente a disparu, c'est à dire du dixième au douzième jour. M. Ruault laisse même souvent passer quinze jours d'intervalle entre deux séances.

Lorsqu'on a affaire à des enfants peu dociles ou à des adultes pusillanimes, on peut être obligé de multiplier le nombre des séances.

Il y a intérêt en effet, surtout chez les enfants, à ne pas faire un plus grand nombre de piqûres qu'ils ne veulent en supporter ; sans quoi on risquerait de les voir refuser de se soumettre à de nouvelles séances. L'autorité du chirurgien trouve ici l'occasion de s'exercer, mais il devra toujours l'associer à beaucoup de patience et de douceur.

Lorsque, après un certain nombre de séances, la diminution de volume des tonsilles est suffisante, celles-ci ont quelquefois une apparence déchiquetée, surtout lorsque les piqûres du galvanocautère ont été faites près les unes des autres. Il est alors nécessaire de détruire les tissus à aspect polypiforme qui font saillie à la surface de la glande. C'est ce que M. Ruault appelle faire la *toilette* de l'amygdale. On y arrive aisément à l'aide d'un galvano-cautère à boule.

C'est également d'un galvano-cautère de cette forme qu'il faut se servir pour cautériser les parties les plus externes de l'amygdale, lorsqu'on a affaire à des glandes enchatonnées par une large base et écartant fortement les piliers. De même pour détruire le restes d'hypertrophie amygdalienne ancienne (prolongements inférieurs et follicules voisins hypertrophiés) qui sont parfois cause de réflexes incommodes, et notamment de toux rebelle.

Ainsi faite, l'ignipuncture est, à notre avis, le meilleur de tous les traitements chirurgicaux de l'hypertrophie des amygdales. Il nous paraît absolument inoffensif, car il est appliqué journellemen à la Clinique laryngologique des sourds-muets, et nous n'avons jamais observé aucun accident immédiat ou consécutif. On ne saurait lui objecter qu'il exige de l'opérateur de l'adresse et de l'habitude. N'en est-il pas de même de toute opération chirurgicale ? En tous cas, les résultats qu'il donne sont excellents.

La douleur est peu vive, et on la réduit au minimum par un badigeonnage préalable de l'amygdale avec une solution forte de chlorhydrate de cocaïne (20 0/0), fait cinq à six minutes avant l'opération. Récemment M. Ruault a employé, au lieu de chlorhydrate, le *saccharinate* de cocaïne. Cette préparation, qui paraît moins stable que le chlorhydrate, a sur lui l'avantage de présenter une saveur fortement sucrée, au lieu de l'amertume extrême des solutions fortes de chlorhydrate. Cet avantage est appréciable chez les enfants. Mais dans la plupart des cas, il est inutile d'employer la cocaïne; les malades préfèrent éviter le badigeonnage, qu'ils trouvent plus désagréable que l'opération.

La diminution du volume de l'amygdale est d'autant plus rapide que l'hypertrophie est plus récente et que la glande offre une consistance plus molle.

Un fait digne de remarque, c'est que, dès qu'on a cautérisé une amygdale au galvano-cautère, elle peut devenir exempte d'inflammation aiguë ou subaiguë. Ainsi nous observons actuellement un enfant de 13 ans, porteur de grosses amygdales. Cet enfant avait eu 8 ou 10 fois des poussées aiguës ou subaiguës d'amygdalite. On lui cautérisa d'abord l'amygdale droite, la plus grosse, sans toucher à sa congénère qu'on pensait traiter plus tard. Diverses circonstances empêchèrent de continuer le traitement. La glande, cautérisée en une seule séance, diminua un peu de volume, mais resta cependant hypertrophiée. L'opération par le feu suffit cependant pour lui enlever toute chance d'inflammation aiguë, et les amygdalites qui atteignirent l'enfant par la suite, portèrent exclusivement sur l'autre amygdale.

Bien qu'il soit de règle que les poussées d'amygdalite diminuent, s'éloignent et disparaissent après l'ignipuncture ; il y a cependant des exceptions. M. Ruault a vu survenir des amygdalites et des péri-amygdalites plusieurs mois après le traitement, et alors qu'il n'y avait plus du tout d'hypertrophie. Mais, nous le répétons, ces cas sont exceptionnels. Ils sont au contraire très fréquents après l'amygdalotomie, ainsi que le dit très nettement Billroth dans sa pathologie chirurgicale générale, et ce fait seul suffirait à faire préférer l'ignipuncture à la tonsillotomie.

TRAITEMENT DES TUMEURS ADÉNOIDES DU PHARYNX NASAL

Le mode de traitement adopté à la Clinique laryngologique des sourds-muets, est le suivant :

1° Dans les formes en masse, l'extirpation à l'aide de pinces à cuillers tranchantes.

2° Dans les formes disséminées, l'écrasement avec le doigt.

3° Dans les formes mixtes, ces deux méthodes sont pratiquées l'une après l'autre le plus souvent en commençant par l'extraction à l'aide de la pince.

4° Il est quelquefois nécessaire de terminer l'opération à l'aide de curettes tranchantes de forme appropriée, introduites par la voie buccale.

Les pinces employées sont une modification de la pince Lœvenberg-Woakes. Elles ont été construites par Collin sur les indications de M. Ménière. Elles sont de deux dimensions, et l'on emploie l'une ou l'autre suivant l'âge du sujet et les dimensions du pharynx.

Les curettes sont tranchantes latéralement, et seulement à leur partie supérieure.

Le manuel opératoire doit toujours tendre à débarrasser le pharynx nasal de toutes les tumeurs adénoïdes qu'il contient. On n'a dès lors presque jamais à craindre la récidive, ce qui arrive au contraire assez fréquemment dans le cas d'opération incomplète.

L'opération est assez difficile à bien exécuter, et demande beaucoup d'habitude et de prudence, si l'on ne veut pas léser les parois du pharynx nasal, tout en laissant en place du tissu morbide. Nous indiquerons successivement comment on emploie la pince, le doigt et les curettes.

Pour extirper les tumeurs à l'aide de la pince tranchante, l'opérateur se place en face du malade, dont la gorge doit être bien éclairée. Il est entendu qu'avant d'opérer, il doit être déjà renseigné par des examens préalables sur la forme de la tumeur, son volume, sa consistance et sa situation exacte.

Après avoir pratiqué une dernière fois l'examen rhinoscopique, s'il est possible, ou le toucher digital dans le cas contraire, il fait ouvrir la bouche au malade, place l'abaisse-langue de la main gauche, et introduit la pince de la main droite, la courbure sur son plat, jusqu'à la paroi postérieure du pharynx. Il lui fait exécuter alors un mouvement de rotation de façon à placer les branches en haut ; et pousse l'instrument dans la direction de la voûte du pharynx jusqu'à ce qu'il sente la résistance du tissu morbide. Il l'abaisse alors légèrement, ouvre les mors, et les ferme énergiquement en élevant un peu la main. Par quelques mouvements d'oscillation et de traction, il détache le tissu saisi, et retire doucement l'instrument comme il l'a entré. Cette manœuvre est suivie d'un écoulement sanguin d'ordinaire assez notable ; le sang s'écoule dans le pharynx, et aussi par les narines. Mais cette petite hémorrhagie s'arrête bientôt ; le médecin doit alors de nouveau faire la rhinoscopie postérieure et le toucher digital, afin de se rendre compte du volume et de la situation du tissu morbide resté en place. Il est en effet presque toujours, sinon toujours impossible de tout enlever d'un seul coup de pince. On recommence donc la même manœuvre, mais après le second coup de pince, suivi d'ordinaire d'un écoulement sanguin plus considérable que le premier, le pharynx et le nez sont plus ou moins encombrés de caillots sanguins, et l'examen devient difficile. On remet donc l'examen et la suite de l'opération à une séance ultérieure. On prescrit au malade des irrigations nasales antiseptiques, par exemple avec de la solution boriquée tiède ; et si, dès la première séance, on a pu enlever assez de tissu morbide pour augmenter suffisamment la perméabilité des voies, cette manœuvre suffit à débarrasser promptement le nez et le pharynx nasal des caillots sanguins.

L'opération est toujours un peu douloureuse, mais elle ne laisse aucune douleur consécutive, et si l'on prend soin de recommander au malade d'éviter les poussières et de rester 24 heures à la maison, il est exceptionnel de la voir suivie d'une réaction bien vive.

Au bout de quelques jours, on pourra recommencer l'opération, et celle-ci sera à peu près terminée en deux ou trois séances, si le malade est docile.

A la fin de l'opération, la curette ou le grattage avec le doigt trouveront leur indication. Nous parlerons tout à l'heure de l'opération avec le doigt, qui a été surtout recommandée par Guye (d'Amsterdam). Nous dirons seulement ici que les curettes servent surtout à dégager les parois latérales, et notamment l'entrée de la trompe d'Eustache. On introduit l'instrument au-dessous du voile du palais, de la même façon que les pinces. Bien que ces curettes soient tranchantes, on ne doit s'en servir que pour *gratter* les végétations. Si l'on cherchait à les couper, on s'exposerait à léser des régions saines, notamment le bourrelet de la trompe.

Nous avons décrit ici l'opération telle qu'elle peut être pratiquée chez les enfants ou les jeunes gens dociles. Il faut toujours exiger des malades, autant que possible, l'immobilité pendant qu'on se sert des pinces ou des curettes. Un mouvement brusque en arrière les exposerait en effet à des lésions de la partie postérieure des fosses nasales, et, en tout cas, à une contusion douloureuse de cette région. Si ce mouvement se produisait, le chirurgien devrait suivre le malade dans son mouvement de retraite, lâcher instantanément la tumeur saisie, faire basculer les pinces et les mettre de suite à plat, pour éviter tout accident. Aussi, chez les enfants surtout, il est prudent de faire maintenir la tête par un aide placé derrière le malade.

Si le petit malade se défendait outre mesure, on devrait le maintenir et régler l'opération comme nous l'avons indiqué pour l'amygdalotomie. Mais nous verrons plus tard qu'il est préférable, dans ce cas, d'avoir recours au chloroforme.

Pour écraser les tumeurs avec le doigt, procédé qui n'est suffisant que lorsque celles-ci sont molles et friables, le manuel opératoire ne diffère pas de celui que nous avons décrit pour pratiquer le toucher digital de la cavité naso-pharyngienne. L'opérateur introduit l'index dans le pharynx nasal, détache autant qu'il le peut les tumeurs de la voûte et de la partie postérieure avec l'ongle, et écrase contre la partie supéro-postérieure du naso-pharynx toutes les tumeurs qu'il trouve sous son doigt. Il gratte ensuite les régions latérales. Pour exécuter cette opération, il est nécessaire à la fois d'employer une certaine force, et de se rappeler la topographie de la cavité, afin de ménager les parties saines. Si, contrairement à ce qu'espérait l'opérateur, il ne peut arriver à dégager complètement le pharynx de cette manière, il devra avoir recours aux pinces et aux curettes.

Quel que soit le mode opératoire employé, l'ablation des tumeurs adénoïdes est toujours une opération douloureuse, et les badigeonnages à la cocaïne ne l'atténuent que très peu. Aussi voit-on quelques enfants, qui avaient relativement bien supporté la première application des pinces, se défendre ensuite énergiquement. On est alors obligé d'employer la force pour les opérer, et cette manière de faire effraie beaucoup les parents. Aussi, chez les enfants très jeunes et indociles, est-il préférable de donner le chloroforme, ainsi que l'a proposé M. Calmettes, et d'opérer alors en une seule fois.

Le malade étant endormi et étendu sur un lit, on lui renverse un peu la tête en arrière, on applique un bâillon ouvre-bouche, celui de Whitehead par exemple, on soulève le voile du palais de la main gauche à l'aide d'un crochet de Voltolini, et, à l'aide d'une pince, on enlève du premier coup la plus grande partie possible de la tumeur. On étanche de suite le sang avec une éponge montée sur une pince à pression courbe, on explore la région avec le doigt, puis on réintroduit la pince autant de fois qu'il est nécessaire, et on termine l'opération en grattant avec une curette ou simplement avec l'ongle, les régions latérales.

Il est indispensable d'aller très vite, car l'hémorrhagie est assez abondante, et malgré le décubitus dorsal du patient, le sang coule, jaillit souvent par les narines en même temps qu'il coule dans le pharynx. Aussi est-il parfois nécessaire, après l'application de la pince ou l'écrasement avec le doigt, de retourner l'opéré sur le côté pour permettre l'écoulement par la bouche, du sang mélangé de salive et de mucus qui encombre l'arrière-gorge et qu'on ne peut pas toujours étancher avec une éponge, en raison de sa viscosité.

Ce mode opératoire, qui diffère un peu de celui indiqué par M. Calmettes, est celui que M. Ruault emploie dans sa pratique, lorsqu'il lui semble indiqué de recourir au chloroforme. Nous lui avons vu opérer ainsi, en ville, plusieurs enfants, dont le pharynx nasal était entièrement encombré de tumeurs adénoïdes, et qui fut complètement débarrassé en une seule séance.

L'opération terminée, on réveille le petit malade et on le couche. D'ordinaire, dans la journée il vomit une certaine quantité de sang avalé pendant l'opération ; aussi doit-on toujours avertir les parents de la probabilité de cette hématémèse, qui pourrait les effrayer s'ils ne s'y attendaient.

Avant de quitter le petit malade, le chirurgien doit toujours s'assurer qu'il ne saigne plus. Dans le cas contraire, il faudrait recourir au tamponnement, mais le fait doit être rare ; du moins nous n'en connaissons pas d'exemple.

Quelques heures après l'opération, on fait une irrigation nasale avec la solution boriquée.

Ces irrigations doivent être continuées, deux ou trois fois, pendant les jours qui suivent l'opération.

L'opération ainsi faite en une seule fois, est assez fréquemment suivie d'un peu de fièvre. Aussi, depuis quelque temps, M. Ruault fait-il suivre le premier lavage abondant avec de l'acide borique d'une insufflation d'iodoforme ou d'un badigeonnage du pharynx nasal avec la vaseline iodoformée, afin de réduire les chances de fièvre traumatique au minimum. Il est, dans tous les cas, indiqué de laisser le petit malade à la chambre pendant deux à quatre jours.

L'ablation des tumeurs adénoïdes du pharynx a ordinairement pour effet de diminuer la tuméfaction concomitante de la muqueuse nasale. Mais bien souvent cette tuméfaction subsiste assez pour gêner plus ou moins notablement la perméabilité du nez ; et cela est ordinairement d'autant plus fréquent que les sujets opérés sont plus avancés en âge. C'est qu'alors on a affaire non plus seulement à une simple congestion, mais à une véritable rhinite hypertrophique, ainsi qu'on peut s'en rendre compte par la rhinoscopie. Il est alors absolument indispensable, si l'on veut que les malades bénéficient de l'opération, de traiter la rhinite et de rétablir la perméabilité nasale.

La méthode la plus simple et la plus rapide est l'emploi du galvano-cautère, que nous ne faisons qu'indiquer ici, sans nous étendre sur le mode opératoire, ce qui nous entrainerait trop loin.

Il est indispensable de traiter de même la pharyngite granuleuse qui accompagne si fréquemment les tumeurs adénoïdes naso-pharyngiennes.

TRAITEMENT DE L'HYPERTROPHIE DE L'AMYGDALE LINGUALE

Nous ne saurions mieux faire que de citer ici ce que M. Ruault en dit dans son mémoire :

« Le traitement est analogue à celui de l'hypertrophie des amygdales palatines : il faut réduire le volume de la tumeur. On a conseillé l'acide chromique, le nitrate d'argent, les solutions iodo-iodurées, enfin le galvano-cautère et l'ablation des masses hypertrophiées à l'aide de l'anse galvano-caustique. Pour ma part, je ne me suis servi que du galvano-cautère. J'ai fait, à l'aide du couteau galvanocaustique, des scarifications dans la forme en nappe, et des cautérisations profondes à l'aide d'un cautère à boule dans les formes circonscrites.

Je n'ai pas encore vu se produire de réaction bien vive à la suite de ces cautérisations. Le lendemain et le surlendemain, le malade souffre plus ou moins en avalant sa salive, et surtout pendant les repas ; le troisième jour, la douleur diminue dans la plupart des cas, et elle cesse complètement au bout de quatre ou cinq jours. Les gargarismes à l'eau très froide m'ont paru un bon moyen de calmer ces douleurs consécutives à la cautérisation.

J'ai toujours exécuté l'opération avec des cautères à courbure appropriée, sous le contrôle de la vue, à l'aide du miroir laryngoscopique. Le malade tient lui-même sa langue hors de la bouche, comme lors des opérations intra-laryngiennes. Les cautérisations ne sont pas très douloureuses ; néanmoins si le malade le désire, on peut employer la cocaïne. Il faut avoir grand soin d'éviter la brûlure de l'épiglotte. »

OBSERVATIONS

Observation I (personnelle)

Q... Georges, 8 ans 1/2, frère des 3 suivants.

Affections antérieures : Bronchite qui revient tous les hivers. Rougeole. Lèvres épaissies : la lèvre inférieure est pendante.

La bouche est ouverte continuellement en bec de carpe. Respiration par la bouche.

Ronfle beaucoup la nuit, moins depuis le traitement. Accès de dyspnée. Cauchemars fréquents.

L'enfant à l'air hébété, stupide.

Il est d'ailleurs émotif, peu intelligent, et très arriéré. Il ne semble pas comprendre les questions les plus simples et n'obéit que par la crainte.

Fréquents filets de sang dans les crachats le matin au réveil.

Dents mal plantées, quelques-unes sont naines.

Voûte palatine ogivale, avec enfoncement antérieur (en casque).

Amygdales volumineuses, dépassant les piliers d'un travers de doigt.

Muqueuse pharyngée parsemée de granulations.

Catarrhe naso-pharyngien.

Végétations adénoïdes nombreuses, remplissant une grande partie du naso-pharynx

Quelquefois, presque toujours pendant les temps humides, accès de suffocation la nuit.

Nez. — Orifices petits. Le nez a la forme générale du nez du père. Il est petit ; ses faces latérales sont pour ainsi dire évasées et se continuent avec les joues, sans ligne de démarcation, sans plis naso-géniens. Ses ailes sont immobiles, rigides. Il y a imperméabilité complète, et étroitesse très marquée des fosses nasales.

L'enfant respire exclusivement par la bouche.

Ouïe. — L'enfant a eu un écoulement purulent à l'oreille droite. Quelques douleurs intermittentes à la même oreille. Rien à l'oreille gauche.

Acuité auditive moindre à droite qu'à gauche.

Voix nasonnée. — Difficulté de la prononciation des consonnes *m, r, j.*

Céphalalgie fréquente jusqu'à l'année dernière. Pas d'engorgement ganglionnaire du cou.

État intellectuel. Émotif. — Défaut marqué de l'attention.

18 juin 1888. L'enfant a été vu en moyenne tous les quinze jours, depuis le mois de janvier.

Quelques pointes de feu ont eu raison de l'hypertrophie de ses amygdales.

Chaque fois on a introduit la pince, et enlevé les végétations adénoïdes nombreuses, dont il était porteur.

Aujourd'hui, dernière séance. Les végétations ont complètement disparu. Les fosses nasales et la cavité naso-pharyngienne sont libres.

Il ne ronfle plus la nuit et n'a plus de cauchemars.

Ce dernier résultat a déjà été constaté depuis 3 mois 1/2 et s'est maintenu depuis ce temps.

Ajoutons que le traitement n'a pas seulement consisté dans l'extirpation par la pince ; on a employé également le lavage des fosses nasales et du naso-pharynx à l'aide du siphon de Weber, et cela, matin et soir, depuis bientôt six mois.

OBSERVATION II (PERSONNELLE)

Q..., Jeanne, 11 ans 1/2, sœur du précédent.

Affections antérieures. — Rougeole, varicelle. Jamais de maux de gorge.

Lèvres épaisses. Bouche demi-ouverte continuellement, d'où air étonné. Amygdales grosses. Ronfle la nuit. Pas de cauchemars.

Le réflexe vomitif est très marqué.

Muqueuse pharyngée rouge vif. Très nombreuses granulations adénoïdes sur la paroi postérieure du pharynx, où elles forment des colonnes verticales, qui montent vraisemblablement très haut, dans le naso-pharynx.

Il n'a pas été possible, vu l'indocilité de l'enfant, de pratiquer ni le toucher, ni la rhinoscopie postérieure pour constater l'existence de végétations adénoïdes. Mais les signes fonctionnels suffisent, croyons-nous.

Nez. — Petit, presque rudimentaire; ressemble comme forme générale au nez du père.

Le sillon naso-génien est effacé, ou plutôt n'existe réellement pas.

Imperméabilité et étroitesse remarquable des fosses nasales.

L'enfant ne respire que par la bouche. Ronfle très fort comme son frère.

Voix nette. A parlé du nez jusqu'à l'âge de 7 ans. Vers la même époque ont cessé les épistaxis qu'elle avait très fréquentes.

Jamais de crachats de sang le matin au réveil.

Céphalalgie habituelle, deux fois par semaine en moyenne.

Jamais d'engorgement ganglionnaire du cou.

État intellectuel. — Émotivité exagérée; rit et pleure très facilement. Pas de défaut d'attention. Intelligence vive. Pas de somnolence.

Observation III (personnelle)

Q..., Berthe, 4 ans, sœur des précédents.

Affections antérieures. — Rougeole; rhumatisme articulaire aigu.

Lèvres épaisses. Bouche ouverte en bec de carpe. Dents normales. Voûte palatine à peine ogivale. Amygdales grosses. Muqueuse pharyngée rouge.

Naso-pharynx. — Végétations adénoïdes.

Nez. — Très petit; il semble pour ainsi dire disparaître entre deux énormes joues. Ressemble comme forme générale au nez du père. Ses orifices antérieurs sont très étroits. Imperméabilité complète des fosses nasales.

L'enfant respire exclusivement par la bouche. Ronfle la nuit. Pas d'accès de dyspnée. Quelques cauchemars.

Ouïe normale.

Voix nasillarde; *blésité.* Pas de crachats de sang, le matin au réveil. Pas de céphalalgie habituelle. Pas d'engorgement ganglionnaire du cou.

Thorax. — Normal.

Observation IV (personnelle)

Q... Louise, 12 ans 1/2, sœur des précédents.

Affections antérieures. — Rougeole, scarlatine. Pas de maux de gorge.

Lèvres peu épaisses et en contact; la bouche n'est pas ouverte continuellement comme celle de son frère et de ses sœurs. Voûte palatine légèrement surélevée.

Amygdales un peu grosses, plutôt lobulées qu'hypertrophiées.

Muqueuse pharyngée rouge, couverte d'élevures adénoïdes (granulations) nombreuses.

Réflexe pharyngé violent. Il n'a pas été possible de diagnostiquer avec le doigt l'existence de végétations adénoïdes.

Nez. — Orifices petits. Imperméabilité de la narine gauche seulement ; la narine droite respire bien.

Ronfle la nuit ; a des cauchemars fréquents.

Les plis naso-géniens ne sont pas effacés.

Le nez, d'ailleurs, est plus saillant que celui de son frère et de ses sœurs, quoiqu'il soit lui-même petit par rapport à la largeur de la face et à la grosseur de la tête. Il est un peu différent du nez typique des enfants porteurs de végétations adénoïdes, que présentent son frère et ses sœurs.

Son nez semble devoir ressembler plus tard au nez de sa mère.

Ouïe normale.

Voix un peu nasonnée, voilée par instants et pendant l'été. Blésité.

Jamais de crachats de sang le matin au réveil.

Céphalalgies de temps en temps.

Ganglions cervicaux (sterno-mastoïdiens et sous-maxillaires) gonflés et douloureux.

État intellectuel. — Inattention remarquable ; répond à côté des questions. Apprend difficilement. Arriérée.

Observation V (personnelle)

Hatt... Germain, 10 ans.

Crâne aplati latéralement ; bosses pariétales presque insensibles. Occipital extrêmement saillant.

Lèvres normales.

Bouche : demi-ouverte (ouverte seulement quand il monte ou qu'il marche un peu vite).

Respiration presque exclusivement buccale.

Ronfle un peu la nuit.

Pas d'accès de dyspnée, pas de cauchemars.

N'a jamais craché de filets de sang, le matin au réveil.

Dents mal plantées ; deux incisives supplémentaires à la mâchoire inférieure, et situées en arrière des incisives normales (Nous n'avons pas confondu avec les dents de lait).

Voûte palatine très ogivale.

Amygdales : grosses, enchatonnées, repoussant en avant les piliers antérieurs. Réflexe vomitif peu marqué.

Léger degré de catarrhe naso-pharyngien.

Végétations adénoïdes nombreuses remplissant la plus grande partie du naso-pharynx.

Nez petit. Les faces latérales se continuent sans ligne nette avec les joues ; plis naso-géniens disparus. Ailes immobiles.

Imperméabilité complète des fosses nasales qui sont étroites et rétrécies dans tous leurs diamètres. La muqueuse du nez est rouge, enflammée ; elle sécrète abondamment.

Odorat. — Presque aboli.

Ouïe. — Oreilles normales. Jamais d'écoulement d'oreilles.

Acuité auditive normale quand l'enfant est prévenu, mais il a un défaut d'attention très marquée qui l'empêche d'entendre. Voix nasonnée.

Pas de céphalalgie habituelle.

Engorgement des ganglions sous-maxillaires et rétro-maxillaires.

État intellectuel. — Très intelligent.

Thorax. — Léger degré de scoliose.

Poitrine bombée, ne présentant pas le rétrécissement latéral décrit, ni le sternum en avant.

Scapulæ alatæ.

Le sommet de la poitrine est immobile. La respiration est exclusivement costo-inférieure et abdominale ; dans la respiration très forcée, on voit cependant le sommet de la poitrine se dilater légèrement.

Ventre. — Très gros. Dilatation de l'estomac.

Observation VI (personnelle)

Végétations adénoïdes. — Toux continuelle.

A... Marie, 11 ans 1/2, vient à la Clinique laryngologique des sourds-muets le 14 mars 1888.

Maladies antérieures. — Rougeole il y a 2 ans.

Lèvre supérieure courte et relevée.

La bouche est constamment entr'ouverte, et la gorge est sèche, d'où soif continuelle.

Dents. — Mal plantées.

Voûte palatine. — Ogivale.

Amygdales palatines. — A peu près normales.

Granulations à la paroi postérieure du pharynx.

Végétations nombreuses à la partie supérieure de l'orifice postérieur des fosses nasales.

Nez. — Imperméabilité nasale complète.

La malade ronfle beaucoup la nuit; cauchemars et réveils en sursaut.

Depuis qu'elle a eu la rougeole, c'est-à-dire depuis deux ans, l'enfant est atteinte d'une toux incessante, persistante, rauque, quelquefois coqueluchoïde. Cette toux est sèche.

Jamais de crachats d'aucune sorte, sauf pourtant quelquefois crachements de filets de sang le matin au réveil.

Appétit normal; digestions bonnes.

Jamais d'écoulement d'oreille. Otalgie continue surtout à gauche.

Acuité auditive égale et normale des 2 côtés.

Voix pâteuse.

Céphalalgie permanente. Pas d'engorgement ganglionnaire du cou.

État intellectuel. — Intelligente, elle ne peut pourtant depuis 2 ans, faire un travail cérébral suivi ; défaut d'attention marqué.

28 mars. On enlève à la pince des végétations de la grosseur d'une noisette.

Depuis, M. Ruault a enlevé successivement toutes les végétations nasopharyngiennes. Il a de plus détruit au galvano-cautère les granulations du pharynx buccal, et cautérisé, toujours avec le galvano-cautère, les cornets inférieurs et moyens qui étaient restés un peu tuméfiés après l'extirpation des végétations adénoïdes.

Ajoutons que la malade fait tous les jours régulièrement, depuis le milieu de mars, des lavages des fosses nasales, à l'aide du siphon de Weber.

Dès que l'imperméabilité nasale a été rétablie, ont disparu rapidement l'otalgie, la céphalalgie, le *ronflement nocturne* et la *toux*.

Cependant, actuellement encore (10 juillet) aussitôt qu'elle a le nez un peu bouché, elle tousse encore et a encore un léger degré de céphalalgie. Le même phénomène se reproduit, quand elle veut faire un travail assidu.

Observation VII (personnelle)

Hypertrophie de l'amygdale linguale.

G... Georges, 39 ans, musicien contrebassiste. Il souffre depuis plusieurs années de picotements, de sécheresse de la gorge ; il localise surtout des sensations « dans le fond de la bouche ».

Soigné, il y a deux ans, dans une clinique particulière, par des pointes de feu, pour une « pharyngite herpétique ».

Soulagement passager.

Il y a environ 7 mois, les symptômes précédents sont revenus et se sont accentués.

Picotements, mais non chatouillement, qui provoquent la *toux quinteuse*, surtout la nuit.

Sensation de corps étranger, de deux boules, dans la gorge.

Besoin d'avaler la salive continuellement.

Pas de gène de la déglutition qui semble au contraire apporter un soulagement.

Fatigue de la parole prolongée.

Catarrhe naso-pharyngien.

A l'examen au miroir laryngoscopique, on découvre une hypertrophie très marquée de l'amygdale linguale. Excitation exagérée du glosso-pharyngien.

18 avril 1888. 1re cautérisation au galvano-cautère des follicules hypertrophiés. Le malade souffre beaucoup pendant les 2 ou 3 jours suivants pour avaler ; il n'a pas de fièvre.

Le 25. Pas de changement notable ; 2e cautérisation.

En mai et juin, 4 cautérisations achèvent de détruire les glandes hypertrophiées.

25 juin. L'amélioration peut être considérée comme extrême, dit lui-même le malade.

Observation VIII (personnelle)

Hypertrophie de l'amygdale linguale.

C... Anna, 33 ans. Pharyngite chronique ; granulations.

Sécheresse, douleur ; de temps en temps périodes aiguës.

Catarrhe naso-pharyngien.

Rien au larynx.

12 décembre 1887. Galvano-cautérisation sur les granulations ; on détruit par le même moyen une bande de tissu adénoïde en arrière du pilier postérieur gauche.

Le 21. On constate du chatouillement dans la gorge, chatouillement que la malade dit durer depuis longtemps. Il y a cependant amélioration de la pharyngite granuleuse.

2 janvier 1888. Deuxième cautérisation des granulations du pharynx au galvano-cautère ; on continue à rapporter les diverses sensations de gêne et de chatouillement à l'existence des granulations.

Le 18. Cautérisation idem.

Au mois de mai enfin, la malade se plaint d'avoir la sensation bien localisée d'un cheveu dans la gorge. Elle nous montre l'endroit précis avec le doigt.

Nous constatons l'hypertrophie de l'amygdale linguale que deux séances de cautérisation au galvano-cautère suffisent à réduire. Les sensations de gêne, de chatouillement, de cheveu ont disparu.

Observation IX

Due à l'obligeance de M. Ruault.

La jeune D..., âgée de 4 ans moins deux mois, m'a été adressée par mon distingué confrère le Dr Bilhaut, le 17 mai 1888. Cette enfant est atteinte, tous les mois et quelquefois plus souvent, d'accès de toux rauque, accompagnés de spasme glottique intense avec inspiration bruyante et striduleuse.

La mère m'apprit que ces accidents s'étaient montrés pour la première fois lorsque l'enfant était âgée de 18 mois. Depuis cette époque, elle a été prise tous les mois, quelquefois deux fois dans le même mois d'accès qui se produisaient toujours de la même manière.

La veille, le nez se mettait à couler. Cet écoulement, assez abondant, était clair et limpide (rhinorrhée séreuse). Ce fait, qui ne se produisait jamais à une autre époque, avertissait les parents que l'accès se montrerait pendant la nuit.

En effet, vers une heure ou deux du matin, l'enfant était prise d'une toux rauque, et se réveillait avec un violent spasme glottique, avec inspiration bruyante. Dans ces derniers temps, elle se plaignait alors d'étouffer.

Cet accès durait environ douze heures, pendant lesquelles elle était très abattue, comme endormie, pouvant à peine ouvrir les yeux. Peu à peu, les accès sont devenus plus longs ; la durée s'est accrue progressivement de 12 à 24 heures, et il a duré 30 heures la dernière fois, il y a quelques jours.

En même temps qu'ils augmentaient de durée, ils augmentaient aussi d'intensité : depuis dix huit mois, elle avait chaque fois une ou deux syncopes. Au dernier accès, elle a eu six syncopes dans l'après-midi, entre midi et cinq heures. Le Dr Bilhaut a assisté à une de ces syncopes.

Elle n'a jamais eu de fièvre pendant ni avant ces accès. Qu'elle sorte ou non, qu'elle prenne froid ou non, les accès revenaient toujours presque périodiquement, toutes les trois semaines ou tous les mois. Une fois seulement elle a été indemne pendant quatre mois, mais les accès ont reparu ensuite. Aucune médication n'a paru avoir un effet appréciable.

Dans l'intervalle des accès, la santé est bonne, mais l'enfant dort mal. Elle ronfle la nuit ; on la voit couverte d'une sueur froide, elle devient violacée, surtout aux joues et se réveille en se plaignant. Elle se rendort, et peu de temps après les mêmes phénomènes se produisent.

A l'examen, je trouvai l'amygdale gauche, très hypertrophiée, repoussant la luette à droite. L'amygdale droite était à peine un peu plus grosse que la normale. J'arrivai assez facilement à voir le larynx dans un petit miroir. Il me parut normal, autant que j'en pus juger à un examen forcément rapide et incomplet.

Je ne pus arriver à pratiquer la rhinoscopie postérieure, car l'enfant se fatiguait de l'examen ; mais la rhinoscopie antérieure me montra un gonflement extrêmement marqué de la muqueuse des cornets inférieurs.

La fillette tenait la bouche ouverte constamment. Je ne pus arriver à explorer la perméabilité nasale en la faisant souffler. La mère me dit que jamais elle n'avait pu la faire moucher. Je fis le toucher digital du pharynx nasal, que je trouvai rempli de tumeurs adénoïdes.

L'aspect général de la petite malade était bon ; et l'apparence était celle d'un enfant de bonne mine et en bonne santé.

La tuméfaction de la pituitaire et la rhinorrhée séreuse qui precédait les accès, me firent penser qu'il s'agissait d'accidents réflexes d'origine nasale. Je conseillai d'enlever les tumeurs adénoïdes, d'où dépendait la rhinite, d'enlever également l'amygdale hypertrophiée, et de faire ensuite pendant quelques temps des lavages naso-pharyngiens.

J'opérai les tumeurs adénoïdes le 22 mai, sous le chloroforme. Les suites de l'opération furent absolument bénignes.

Huit jours après (29 mai), la mère me conduisait sa fille et m'apprenait qu'elle était comme « transformée » depuis l'opération. « Maintenant elle dort bien, la bouche fermée. Elle ne devient plus bleue. Toute la journée aussi elle respire la bouche fermée. Elle se mouche. Sa voix est bien meilleure. Enfin son caractère a beaucoup changé, elle est beaucoup plus calme ».

Je constatai que la tuméfaction de la muqueuse du nez avait beaucoup diminué, et je pris jour pour enlever l'amygdale, ce que je ne pus faire que le 21 juin.

Dans l'intervalle, il y eut encore un accès de spasme glottique. Le 1er juin, l'enfant s'était mise à tousser d'une toux sèche et rauque; et, à une heure du matin elle fut prise de son accès, qui persista encore 24 heures, mais très atténué. Il n'y eut pas de syncope. Quelques heures après le début, il y eut de l'amélioration, et jusqu'à la fin de l'accès, la respiration n'était striduleuse que lorsque l'enfant respirait la bouche ouverte. Lorsqu'elle la fermait et respirait par le nez, la respiration redevenait normale.

Je vis la petite malade le lendemain, et alors tout était rentré dans l'ordre. La muqueuse du nez était un peu plus tuméfiée qu'après l'opération. J'appris alors que les lavages du nez que j'avais prescrits n'avaient pas été faits. Je recommandai de les faire exactement, ce qui fut fait.

Depuis lors, l'enfant s'est trouvée de mieux en mieux, et il n'y a plus eu aucun accident. Je n'oserai cependant pas affirmer que la guérison soit radicale, puisque, une fois déjà, l'enfant est restée quatre mois sans accès. S'ils reparaissaient, je n'hésiterais pas à détruire la muqueuse nasale tuméfiée par la galvano-caustique, afin de n'avoir plus à en craindre le retour.

Observation X

Due à l'obligeance de M. Ruault.

Au mois de février 1888, j'ai été consulté par une dame au sujet de sa fille âgée de 12 ans. Cette fillette, sans être idiote, était au moins très arriérée. Elle avait été vue à plusieurs reprises par des aliénistes distingués qui, sans considérer son état comme absolument incurable, avaient cependant fait de grandes réserves sur son avenir intellectuel. Mme X..., femme d'une intelligence supérieure, avait eu connaissance, par une revue scientifique d'un journal politique, du mémoire de Guye (d'Amsterdam) sur l'aprosexie ; et venait me demander si sa fille n'avait pas quelque lésion nasale ou naso-pharyngienne sous la dépendance de laquelle pouvait être la faiblesse intellectuelle de la pauvre enfant.

Voici ce que je trouve dans mes notes :

« La physionomie de Mlle X..., rappelle bien celle des enfants atteints de végétations adénoïdes et d'imperméabilité nasale ; mais le nez est perméable. Cette perméabilité est facile à constater par l'examen direct, et elle est constante et suffisante, car l'institutrice nous apprend que l'enfant dort bien et toujours la bouche fermée, à moins qu'elle ne soit enrhumée du cerveau, ce qui lui arrive rarement. Elle ne présente pas, d'ailleurs, la brièveté de la lèvre supérieure si fréquente dans le cas de tumeurs adénoïdes naso-pharyngiennes.

A l'examen de la cavité buccale, on reconnait que la voûte palatine présente à un haut degré la conformation dite « ogivale ». Le pharynx est très profond, à cause de la conformation de l'ensemble de la tête, qui est très aplatie latéralement. De plus, la sensibilité réflexe du pharynx est très peu accusée. Aussi la rhinoscopie postérieure est-elle exceptionnellement aisée à pratiquer chez cette enfant, d'ailleurs très docile.

On peut s'assurer ainsi que l'entrée des trompes, les orifices postérieurs des deux fosses nasales, sont parfaitement normaux, et que le pharynx nasal est absolument indemne de tumeurs adénoïdes. On voit, à sa place, l'amygdale pharyngée qui n'est nullement hypertrophiée, et parait même moins grosse qu'elle ne l'est normalement chez beaucoup d'enfants de cet âge.

Les amygdales palatines sont également très petites, mais la paroi postérieure du pharynx buccal est tapissée de granulations adénoïdes abondantes, alors qu'on en trouve à peine quelques-unes dans la partie supérieure.

Par la rhinoscopie antérieure, on reconnait que la cloison nasale n'offre pas de déviation sensible, et que la muqueuse des cornets, un peu turgescente, parait saine, et ne présente ni sécheresse ni au contraire de sécrétions trop abondantes.

En résumé, il existe un certain degré d'étroitesse des fosses nasales, due à la profondeur de la voûte palatine qui cause une diminution très notable de la hauteur normale de ces cavités. Cette étroitesse n'est pas assez marquée pour que la perméabilité nasale en souffre notablement. Le pharynx nasal est parfaitement sain.

Il n'y a pas lieu de supposer que la conformation naso-palatine de cette jeune fille soit le résultat de tumeurs adénoïdes ayant existé antérieurement et disparu spontanément. En effet, lorque ces tumeurs se sont montrées pendant l'enfance, elles ne disparaissent entièrement par atrophie que beaucoup plus tard, à 20, 25 ans et plus.

Lorsque l'enfant était âgée de 3 ans, M. le D[r] X, a constaté que la voûte palatine était normale. La déformation actuellement existante s'est donc produite entre l'âge de 3 et 12 ans, et comme il n'y a pas lieu d'attribuer à des tumeurs adénoïdes du pharynx, force nous est de penser que les déformations faciales ont évolué parallèlement au développement irrégulier de la base du crâne, et en sont la conséquence.

Le crâne étant resté trop étroit dans son diamètre bipariétal, le développement des os de la face dans le sens transversal a été gêné, et il en est résulté l'étroitesse des maxillaires et par suite la conformation naso-palatine actuelle.

La muqueuse des fosses nasales, bien qu'en peu turgescente, n'est nullement malade. L'enfant n'est pas sujette aux coryzas ; elle n'éprouve jamais de sécheresse du nez, n'éternue pas, n'a jamais de rhinorrhée séreuse passagère ; elle ne tousse pas et ne présente aucun phénomène morbide déterminé auquel on puisse attribuer un point de départ nasal.

Son état intellectuel, qui ne rappelle d'ailleurs en rien l'aprosexie, est très légitimement attribuable au retard du développement crânio-cérébral, très manifeste, qu'elle présente. »

OBSERVATIONS DES ARRIÉRÉS DE LA COLONIE DE VAUCLUSE (Seine-et-Oise)

SÉRIE A

Hypertrophie des amygdales palatines accompagnées ou non de végétations adénoïdes du naso-pharynx.

Observation XI (personnelle)

L..., Eugène, 19 ans (Colonie de Vaucluse).

Convulsions dans l'enfance. Était comme fou, pendant le siège, après une peur.

Maladies antérieures. — Fièvre typhoïde, il y a trois ans. Depuis, bronchite ; quelquefois céphalalgies, quelquefois gastralgie. Pas de maux de gorge.

État mental. — Imbécillité. Jugement très limité. Éducabilité à peu près nulle. Mœurs douces et sociables. Parfois un peu irritable.

Crâne. — Microcéphalie. Absence presque complète de lobes frontaux. Saillie des lobes pariétaux. Front très fuyant ; tète carrée. Aspect absolument simiësque de la face et du tronc ; membres très longs et extrémités idem. Démarche et attitude du singe.

Oreilles. — Vastes, très détachées de la tête, comme deux anses ; non lobulées. Elles paraissent très rejetées en arrière à cause de la petitesse du crâne.

Ouïe. — Normale à peu près, sauf pourtant que l'acuité auditive est un peu moindre à gauche qu'à droite où elle est normale. Pas de bourdonnement ni d'otalgie.

Bouche. — Lèvres normales et entr'ouvertes. Dents assez bien conformées; quelques-unes irrégulièrement plantées. Voûte palatine très ogivale. L'orifice antérieur de l isthme est normal comme situation, mais l'orifice postérieur apparaît, lorsque le malade est regardé bien en face, comme si on le regardait de 3/4, c'est-à-dire que le pilier postérieur droit s'avance jusqu'à la ligne médiane, obturant de cette façon, à peu près la moitié de l'isthme, tandis que le gauche reste caché derrière l'amygdale correspondante hypertrophiée.

Pharynx. — Piliers reportés très en arrière, c'est-à-dire que la cavité buccale est fort grande d'avant en arrière. Réflexe pharyngé très prononcé; nausées très marquées quand on abaisse la langue qui pourtant est titillée continuellement par la luette allongée, ce qui fait que le patient déglutit presque continuellement.

Amygdales volumineuses, mamelonnées, anfractueuses, rouge vif, dures; elles ont chacune un gros prolongement inférieur qui, avec la luette, touche le dos de la langue.

L'amygdale droite, apparaît comme pédiculée en haut, et tombant en arrière sous forme d'une grosse grappe de raisin. La gauche est moins volumineuse, mais anfractueuse et plonge dans le pharynx. Voile du palais asymétrique.

Respiration en grande partie buccale, la bouche étant à peu près toujours entr'ouverte.

Ne ronfle pas la nuit, mais souvent est réveillé en sursaut par des cauchemars, et des accès de suffocation et de toux quinteuse.

Pas de granulations sur la paroi postérieure du pharynx qui est, ainsi que les piliers, couverte de varicosités.

Pas de végétations adénoïdes du naso-pharynx appréciables au doigt.

La rhinoscopie postérieure est impossible même après l'emploi de la cocaïne, à cause des malformations du pharynx et du voile du palais.

Cou. — Pas de chapelet ganglionnaire.

Nez. — Ne respire que très peu par le nez. Orifice gauche du nez plus petit que le droit, à cause d'un petit éperon cartilagineux. Rhinite chronique des deux narines; muqueuse rouge vif. Dans les deux narines les cornets inférieurs hypertrophiés touchent presque la cloison. A droite cornet inférieur énorme confinant au plancher inférieur. Cette hypertrophie coïncide avec une anfractuosité correspondante de la cloison médiane, sorte d'encoche due à la saillie de la cloison dans la fosse nasale gauche.

Larynx. — Normal.

Thorax. — Saillie de l'épaule gauche qui se trouve sur un plan plus élevé que la droite. Pseudo-gibbosité due à une attitude vicieuse. Épaules en porte-manteau. Envoûtement de la partie supérieure du thorax, d'où saillie énorme des trapèzes dont on pince toute la masse entre les doigts.

Salières énormes et pourtant pas d'amaigrissement. Muscles thoraciques normaux. Mouvements fibrillaires continuels dans les pectoraux, les biceps et les triceps.

Respiration. — Diaphragmatique presque exclusivement.

A l'auscultalion, la respiration est irrégulière. Les sommets des poumons respirent mal ou pas du tout, et pour ainsi dire par à-coups.

Cœur. — Battements très énergiques soulevant la paroi du thorax. Pas de bruits anormaux.

Testicules. — Descendus dans les bourses.

Membres. — Simiesques, très longs, forts, velus. Les mains et les pieds sont grands.

Observation XII (personnelle)

D..., Jules, 14 ans. Colonie de Vaucluse.

État mental. — Imbécillité complète. Éducabilité et perfectibilité nulles.

Crâne. — Microcéphalie; crâne sphérique, bombé.

Vertex situé très haut.

Pariétaux très élevés et front très bas.

Asymétrie faciale.

Oreilles. — Implantées très bas, volumineuses et dissemblables.

Ouïe. — Entend comme tout le monde.

Bouche. — Entr'ouverte. Respiration exclusivement buccale.

Lèvres bien conformées, avec impétigo aux commissures normales. Langue remarquablement bifide.

Dents bien conformées, mais irrégulièrement plantées et cariées pour la plupart.

Voûte palatine très ogivale.

Amygdales. — Volumineuses, énormes, enchatonnées, avec larges cryptes; situées très bas, au niveau de la base de la langue. L'amygdale gauche est la plus volumineuse.

Rosées. Très dures, fibreuses.

Pharynx. — *Nombreuses tumeurs adénoïdes senties au doigt et granulations nombreuses* sur la paroi postérieure.

Asymétrique, plus étroit à gauche qu'à droite.

Catarrhe naso-pharyngien.

Nez. — Cloison légère déviée à droite. Catarrhe chronique

Larynx. - Normal.

Thorax. — Aplatissement complet de la partie antérieure qui est absolument plane. Élévation et saillie de l'épaule droite.

Omoplates très détachées. Saillie considérable des angles inférieurs (scapulæ alatæ).

Pas de chapelet rachitique.

Ventre proéminent de batracien.

Respiration diaphragmatique et costo-inférieure, la partie inférieure du thorax étant absolument immobile.

A l'auscultation de la poitrine, respiration défectueuse partout, surtout aux sommets où l'inspiration paraît soufflante (passage de l'air dans la grosse bronche.

Cœur. — Normal.

Testicules. — Descendus tous deux dans les bourses.

Observavion XIII (personnelle)

A..., 18 ans (Colonie de Vaucluse).

Maladies antérieures. — Angine couenneuse à 4 ans. On lui a toujours dit qu'il ronflait en dormant. En 1885, les deux oreilles ont eu un catarrhe pendant 3 mois. La droite a cessé de couler après traitement; la gauche a coulé pendant longtemps et coule encore maintenant périodiquement (liquide muco-purulent mélangé de sang).

L'acuité auditive à gauche est considérablement diminuée ; les bruits ne sont perçus que par contact avec le pavillon. Toutefois l'affection n'atteint pas l'oreille interne (catarrhe seulement de la caisse du tympan).

Perforation du tympan à gauche.

A droite, l'acuité auditive paraît normale. Léger catarrhe de l'oreille externe.

L'enfant n'a jamais souffert de maux de gorge.

État mental. — Dégénérescence mentale avec mauvais instincts. Impulsions. Perversions sexuelles. Tentatives de sodomie.

Crâne. — Microcéphalie. Asymétrie crânienne. Bosse occipitale droite plus prononcée.

Prédominance des régions postérieures.

Asymétrie faciale. Saillie des voûtes orbitaires.

Nez. — La narine gauche est imperméable. Il n'y a jamais eu d'écoulement par le nez.

A l'examen du spéculum on constate pourtant que, dans toute la région antérieure de la cavité nasale gauche, le champ est libre ; aucune déviation de la cloison n'apparaît à ce niveau ; seule, la pituitaire est rouge, enflammée et atteinte de catarrhe.

La rhinoscopie postérieure n'est pas possible pour le moment. A droite une déviation très sensible dans la région antérieure de la cavité où le cartilage paraît luxé.

De tout cela il semble devoir ressortir que la cloison médiane du nez a subi une double déviation en S; l'une dans le sens vertical, l'autre dans le sens antéro-postérieur.

1° Dans le sens vertical, l'une des convexités de l'S fait saillie à droite ; l'autre convexité obture les régions les plus supérieures de la cavité gauche.

2° Dans le sens antéro-postérieur, l'une des convexités de l'S est visible à droite et en avant ; l'autre ne serait visible qu'à la région la plus reculée de la fosse gauche.

La respiration est presque exclusivement buccale. Il existe un catarrhe naso-pharyngien très prononcé.

Bouche. — La configuration de la voûte palatine rend compte de l'hypothèse précédente relativement à la configuration de la cloison du nez. Elle est en ogive; le sommet très prononcé, très aigu, s'enfonce comme un coin dans le milieu très exactement du plancher des fosses nasales et non plus à sa région antérieure, comme on a coutume de le voir.

Les dents sont très bien constituées, régulières et bien plantées.

Amygdales. — Elles sont volumineuses, enchatonnées complètement entre les deux piliers, et très proches l'une de l'autre sur la ligne médiane. Elles sont lisses, d'un blanc rosé ; elles présentent quelques anfractuosités ; elles ont une consistance assez dure.

En arrière des piliers, on perçoit un nombre assez considérable de tumeurs adénoïdes sur les parois latérales du pharynx qui est très rétréci.

La muqueuse est rouge, granuleuse.

Larynx. — Exigu, mais régulièrement constitué.

Pharynx. — Quelques végétations adénoïdes perçues au toucher.

Thorax. — Incurvation très notable du tronc et inflexion sur le côté gauche ; convexité assez marquée de la colonne à droite. Système musculaire bien développé. Convexité de la colonne cervicale à gauche par compensation. Épaule droite beaucoup plus haute que l'autre, saillie en arrière de la moitié gauche du thorax. Cou très allongé, tête inclinée sur le thorax ; attitude sénile.

Respiration. — Presque exclusivement diaphragmatique.

A l'auscultation, quand les mouvements respiratoires s'accomplissent normalement ce qui est rare, la respiration est normale sauf au sommet droit, où elle est rude et voilée.

Cœur. — Normal.

Organes génitaux. — Bien développés.

Observation XIV (personnelle)

L... Georges, 11 ans 1/2 (Colonie de Vaucluse).

Maladies antérieures. — Angine diphthéritique il y a six ans.

État mental. — Débilité mentale. Jugement très peu développé. Amélioration lente. Docilité.

Crâne. — Microcéphalie avec acrocéphalie. Déformations crâniennes multiples (type toulousain).

Projection des organes de la face en avant. Aplatissement général bipariétal. Nez aplati transversalement avec effacement des plis naso-géniens. Léger degré d'exophthalmie.

Bouche. — Bouche de carpe constamment entr'ouverte.

Lèvres normales. Malformation et implantation vicieuse des dents qui sont crénelées à leur bord libre.

Voûte palatine très ogivale.

La muqueuse bucco-pharyngée est rouge, et constamment enflammée. Bouche sèche le matin.

Amygdales. — Amygdales grosses, complètement enchatonnées, et rejetant fortement les piliers en avant. Amygdales rouges, très dures.

Pharynx. — Angustie pharyngée due au rétrécissement bi-latéral de la tête ; angustie qui se prolonge jusque dans le larynx avec légère sténose de cet organe et conformation pointue de l'épiglotte.

Nez. — Déviation de la cloison à gauche.

Narine gauche : Inflammation chronique de la muqueuse. Saillie du cornet inférieur qui confine absolument à la cloison médiane.

Narine droite : Pas trace d'inflammation.

Simple rétrécissement de tous les diamètres.

Le malade ne respire pas par le nez.

Larynx peu développé.

Voix nasonnée.

Ouïe normale.

Thorax — Poitrine en carène.

Rétrécissement bilatéral avec gouttière sternale. Chapelet costo-sternal. Saillie des clavicules, arrêt de développement des pectoraux. En arrière, saillie et véritable décollement des omoplates (scapulæ alatæ).

Saillie très considérable de la masse des muscles scapulo-cervicaux. Légère incurvation de la colonne à gauche. Attitude vicieuse. La moitié droite du corps est plus saillante que la gauche.

Ventre volumineux. La partie supérieure de la poitrine est immobile.

Respiration diaphragmatique presqu'exclusivement. Quand il respire largement, on voit son diaphragme attirer, pour ainsi dire, concentriquement en dedans la partie inférieure de la poitrine.

Auscultation. — Sommets qui respirent mal, surtout le gauche. Quelques râles de bronchite disséminés.

Emphysème vers la partie moyenne des deux poumons.

Observation XV (personnelle)

L..., Charles, 15 ans (Colonie de Vaucluse).

État mental. — Idiotie avec hydrocéphalie.

Crâne. — Crâne en casque, saillie volumineuse des lobes frontaux et des pariétaux.

Oreilles. — Grandes, assez régulièrement conformées à lobules sessiles.

Strabisme divergent.

Mydriase exagérée.

Asymétrie faciale.

Faiblesse des membres inférieurs, gâtisme.

Bouche. — Voûte palatine absolument conique ; le sommet défonce comme avec un coin le plancher des fosses nasales. Dents assez régulièrement conformées, mais mal plantées.

Voile du palais. — Des deux côtés, les piliers se rejoignent en arcades bien avant d'arriver à constituer la portion plane du voile. Cette arcade délimite une voûte profonde et une sorte de grotte dans laquelle se trouve logée l'amygdale. *Celle-ci est enchatonnée*, anfractueuse, assez dure au toucher et recouverte de plaques laiteuses.

Pharynx. — En arrière du voile du palais, on trouve, sur toute la surface de la muqueuse pharyngée, des amygdales supplémentaires, lisses, transparentes, apparaissant comme autant de petites vésicules rosées.

Végétations dans le naso-pharynx.

Larynx. — Normalement constitué.

Nez. — La rhinoscopie postérieure ne donne pas de résultats à cause de l'angustie pharyngée. Respiration naso-buccale dans les moments de tranquillité, mais à prédominance buccale dès que le moindre mouvement intervient.

Parole empâtée. Voix nasonnée.

Catarrhe naso-pharyngien. Déviation de la cloison médiane dans sa moitié postérieure seulement.

Ouïe. — Impossible à explorer dans ses petites nuances. D'une manière générale l'enfant entend bien.

Thorax. — Attitude vicieuse, corps penché en avant, saillie des épaules qui sont sur un plan élevé. La conséquence de cette attitude est que les deux moignons des épaules font une énorme saillie sur le plan général, saillie d'autant plus volumineuse que les pectoraux et les deltoïdes sont atrophiés. Diamètre bilatéral supérieur du thorax très développé (épaules en porte-manteau type).

Le tronc est légèrement incliné sur le côté droit, ce qui fait paraître plus développée la partie gauche du thorax.

En avant, le thorax a les dimensions normales et paraît bien développé.

La respiration costo-supérieure est à peine sensible.

Cœur. — La pointe bat dans le 6e espace intercostal, à deux bons travers de doigt en dehors et un travers de doigt en-dessous du mamelon.

La matité précordiale est très développée dans le sens transversal.

A l'auscultation, hypertrophie considérable. A la pointe, pas de bruit anormal.

A la base, souffle rude et râpeux très intense, d'insuffisance aortique, perceptible au palper.

Respiration très irrégulière, intermittente, les sommets respirent très mal.

On entend en arrière l'écho des bruits du cœur.

Testicules sont descendus dans les bourses.

Ventre un peu globuleux.

OBSERVATION XVI (PERSONNELLE)

P..., 13 ans 1/2 (Colonie de Vaucluse).

État mental. — Débilité mentale, mauvais instincts, impulsions, microcéphalie, front haut, bombé, oreilles grandes, volumineuses, bien conformées et lobulées, nez long, effilé.

Respiration. — Respiration buccale exclusivement, bruyante, ronflement.

Asymétrie faciale très prononcée, langue déviée à droite.

Bouche. — Lèvres constamment entr'ouvertes, desséchées par le courant d'air, bouche de carpe.

Dents très mal plantées, déformées, très crénelées sur les bords.

Langue très volumineuse, séparée en deux parties très inégales, par un sillon longitudinal très profond ; la langue a l'air d'être partagée en deux lobes dont le gauche est beaucoup plus volumineux.

Voûte palatine extraordinairement ogivale ; dans l'ensemble la voûte palatine vient faire comme une saillie, surplombant, dans l'intérieur de la cavité buccale, les arcades dentaires supérieures (forme de bonnet phrygien).

Amygdales. — Très volumineuses, absolument informes ; c'est un amas de petites saillies granuleuses séparées les unes des autres par des anfractuosités peu profondes. Leur consistance est assez molle. Les piliers postérieurs en sont à ce point envahis qu'ils disparaissent complètement en arrière. Ils se prolongent sous forme de tumeurs adénoïdes qui occupent les parois latérales du pharynx. La paroi postérieure est granuleuse. Toute la muqueuse bucco-pharyngée est rouge, tomenteuse, congestionnée.

Nez. — Les deux orifices extérieurs sont très rétrécis. Il y a une véritable atrésie. La cloison du nez est déviée à droite : léger catarrhe muco-purulent.

La voix est très nasonnée. Le nez ne sert pas à la respiration. Cette imperméabilité est due autant à l'atrésie congénitale de l'orifice externe des fosses nasales, qu'à la surabondance des tumeurs adénoïdes qui peuplent le pharynx.

Ouïe. — Probablement défectueuse, mais difficilement explorable par les procédés ordinaires.

Thorax. — En arrière, légère inclinaison de la tête sur l'épaule droite et tendance à la flexion du tronc sur le même côté.

Système musculaire peu développé.

Dépression en cuvette, visible à l'œil nu, de toute la fosse sous-épineuse par arrêt de développement des muscles.

A gauche et en avant, la partie inférieure du thorax, au-dessous de la gibbosité, n'est plus convexe, mais transformée en une surface plane.

En avant, il existe une gibbosité très saillante sur la ligne médiane et développée aux dépens de la partie inférieure du sternum. Au-dessus, les deux régions pectorales sont absolument enfoncées et aplaties. Le thorax, au lieu de former une saillie globuleuse convexe, forme dans son ensemble une surface plane et triangulaire à base formée par les deux clavicules et sommet aboutissant à la gibbosité de chaque côté ; la moitié supérieure et la moitié inférieure du thorax, forment un angle dièdre correspondant exactement au bord inférieur du grand pectoral et aboutissant en avant à la gibbosité.

Telle est la description apparente, mais au palper, les doigts pénètrent plus profondément à gauche qu'à droite dans la région pectorale, au-dessous du plan sternal, véritable anfractuosité correspondant à la face antérieure du cœur qu'elle refoule en arrière.

De même, au palper, la gibbosité constituée uniquement par le sternum est beaucoup plus saillante à droite qu'à gauche.

Respiration. — Elle se fait surtout par le diaphragme. La partie supérieur du thorax est ordinairement immobile, sauf dans les grandes inspirations volontaires.

La respiration se fait très mal en temps ordinaire. Son rhythme est très irrégulier ; l'enfant ne respire pas pendant plusieurs secondes et tout à coup il fait une grande inspiration.

Cœur. — Pas de bruits anormaux.

Dédoublement du second temps à la base.

Testicules. — De petit volume, descendus dans les bourses.

Observation XVII (personnelle)

M..., 14 ans (Colonie de Vaucluse).

État mental. — Débilité mentale très prononcée, blésité, dépression mélancolique, attitude triste ; physionomie apathique, indifférente.

Crâne. — Front très fuyant, crâne pointu au vertex, aplatissement occipital, saillie des bosses pariétales, en somme microcéphalie.

Oreilles. — Bien conformées à lobules sessiles. Face régulière ; dans le rire la commissure labiale droite est tirée en haut.

Bouche. — Voûte palatine absolument ogivale, très surélevée.

Dents en général assez régulièrement conformées, quelques-unes pourtant sont assez mal plantées et crénelées.

Amygdales. — Entre les deux piliers, de chaque côté on aperçoit deux énormes masses rouges ayant l'aspect d'une grosse framboise, criblées d'anfractuosités, de cryptes ; elles sont demi-molles, se laissent déprimer sous le doigt : ce sont des amygdales hypertrophiées, mais non scléreuses.

Les piliers postérieurs sont complètement effacés : en arrière on trouve des prolongements amygdaliens assez nombreux.

Larynx bien conformé.

Pharynx : absolument tomenteux. Un nombre considérable de granulations transforme la muqueuse en une surface villeuse, rappelant la configuration de la muqueuse intestinale.

Nombreux chapelets ganglionnaires de chaque côté du larynx et de la trachée.

Respiration naso-buccale d'apparence normale et régulière. Cette apparence est due à ce fait que les cavités nasales sont très vastes.

Nez. — Malgré une déviation très prononcée de la cloison à droite, les deux fosses sont largement perméables, et le courant d'air y est régulier. (L'enfant ne ronflerait pas la nuit.)

Oreilles. — Paraissent fonctionner normalement.

L'acuité auditive en tous cas, n'est pas apparemment diminuée.

Thorax. — Attitude vicieuse du tronc qui est incurvé en avant et à droite, saillie de la partie inférieure gauche du thorax, incurvation de la colonne, la convexité tournée à gauche. Taille assez exiguë. Les muscles de la masse sacro-lombaire sont visiblement plus développés à gauche qu'à droite et forment une saillie remplissant toute la colonne vertébrale. Système pileux très développé sur toute la partie postérieure du tronc et des bras, contraste frappant avec la partie antérieure qui est absolument glabre.

En avant, contrairement à ce qu'on observe en arrière, c'est la partie droite qui fait saillie.

La respiration est presque exclusivement diaphragmatique. — *Luxation en arrière de la dernière pièce du sternum.*

Respiration. — Des deux côtés, en avant et en arrière, le rhythme respiratoire est diminué ; la respiration est ralentie. Les échanges d'ailleurs, s'accomplissent mal, beaucoup plus en raison du ralentissement général de la nutrition, qu'à cause de la conformation du thorax (cyanose permanente des extrémités).

Cœur. — Conséquemment les battements du cœur sont accélérés, on n'entend aucun bruit anormal.

Système pileux très développé ; les testicules sont descendus dans les bourses.

Observation XVIII (personnelle)

Félix B..., 10 ans (Colonie de Vaucluse).

Maladies antérieures. — Aurait eu des angines étant enfant.

État mental. -- Débilité mentale, impulsions irrésistibles, mauvais instincts ; microcéphalie.

Oreilles bien conformées, mais soudées.

Crâne. — Asymétrie crânio-faciale.

Bouche. — Constamment entr'ouverte en bec-de-carpe. Respiration exclusivement buccale. Les narines successivement obturées permettent à peine l'accès de l'air dans l'autre narine restée libre.

Bouche classique ; voûte palatine en ogive, dents mal formées, crénelées, mal plantées.

L'isthme du gosier est très rétréci. De temps en temps hémorrhagies, légères, buccales ou pharyngées, hémorrhagies qui s'expliquent par l'existence de végétations adénoïdes.

Amygdales. — Deux énormes amygdales occupent leur loge, font saillie du côté de l'isthme, envahissent totalement le pilier postérieur et se prolongent sous forme de *tumeurs adénoïdes* très nombreuses dans le pharynx.

Les amygdales palatines sont le siège d'ulcérations assez profondes, fongueuses.

La gauche présente en haut et en arrière un prolongement conique.

La droite est même polypeuse.

Leur consistance est demi-dure.

Rhinoscopie postérieure impossible : le réflexe pharyngien est exagéré.

Oreilles. — Acuité auditive diminuée notablement des deux côtés, mais d'une manière égale.

Pas d'otalgie. Quelquefois bourdonnements.

Nez. — Déviation considérable de la cloison à gauche.

Catarrhe muco-purulent. Eczéma impétigineux. La muqueuse des cornets est épaissie et très rouge. Voix nasonnée. Ronflement la nuit.

Larynx. — Inflammation catarrhale passagère des cordes vocales inférieures, le jour de l'examen.

Thorax. — Ne tousse pas. Son thorax est bien constitué, mais très maigre et peu musclé. Colonne vertébrale normale. Ventre saillant et volumineux.

A l'auscultation, rien de pathologique.

OBSERVATION XIX (PERSONNELLE)

J..., Raphaël, 10 ans (Colonie de Vaucluse).

Maladies antérieures. — Angines répétées presque tous les hivers. Fièvre typhoïde en 1885.

État mental. — Débilité intellectuelle. Mauvais instincts. Émotivité.

Crâne. — Front très bas. Aplatissement de la tête dans le sens vertical.

Pas d'asymétrie faciale.

Oreilles. — Sessiles, déformées, mal découpées.

Catarrhe de l'oreille droite.

Bouche. — Lèvres épaisses. Voûte palatine très évasée dans le sens de la largeur.

Dents mal plantées; quelques-unes sont crénelées sur leur bord.

Amygdales très grosses, très rouges, crypteuses, enchatonnées; au toucher : dures, mamelonnées.

Le voile du palais est dévié à gauche. En arrière et à gauche prolongement amygdalien qui suit les mouvements du pilier postérieur et qui doit lui être adhérent.

Des tumeurs adénoïdes, de nombreuses arborisations vasculaires apparaissent sur la paroi pharyngée et dans le naso-pharynx. Ronfle beaucoup la nuit. Voix empâtée, nasillarde. Respiration bruyante, ronflante, entendue à distance et exclusivement buccale. Bouche constamment entr'ouverte.

Nez. — Os du nez très développés, mais l'orifice des deux côtés est rétréci régulièrement.

Cornets inférieurs hypertrophiés, qui confinent à la cloison, laquelle est déviée à gauche.

Catarrhe nasal muco-purulent.

Angustie considérable des fosses nasales.

Les cornets apparaissent comme deux petites cerises obturant à peu près complètement le canal.

Réflexe pharyngé peu sensible.

Larynx. — Bien conformé.

Ouïe. — Affaiblie, très obtuse à droite.

Cette obtusion est de cause externe (expérience de la montre). Pas de bourdonnements d'oreille. Pas d'otalgie, ni continue, ni intermittente.

Thorax. — Cyphose depuis l'âge de deux ans (tombé d'une chaise). Gibbosité. Pas de déformation des os des membres; pas de nouures, pas de chapelet rachitique.

Sternum en carène.

Augmentation compensatrice du diamètre antéro-postérieur de la poitrine.

Respiration diaphragmatique puissante. Respiration costo-supérieure presque nulle.

En avant, tympanisme énorme des deux côtés.

Percussion. — En arrière, son tympanique très prononcé dans les deux tiers inférieurs des poumons.

Auscultation. — Dans le tiers inférieur des deux côtés, signes d'emphysème. Inspiration humée. Prolongement du bruit respiratoire dans l'intervalle des deux temps. Expiration prolongée.

En avant respiration saccadée, remplissant les deux temps et respiration emphysémateuse dans l'intervalle des deux temps.

Cœur. — La pointe du cœur bat à un travers de doigt en dedans du mamelon gauche. Léger degré d'hypertrophie.

Il est incliné sur son grand axe plus que normalement.

Ses battements sont énergiques.

OBSERVATION XX (PERSONNELLE)

N..., Charles, 18 ans (Colonie de Vaucluse).

État mental. — Imbécillité.

Crâne. — Asymétrie crânio-faciale; type microcéphale.

Face asymétrique, moitié droite plus développée que la gauche, strabisme.

Prognathisme de la mâchoire inférieure.

Bouche. — Implantation vicieuse des dents : dents écartées, larges, striées transversalement (en coups de lime) (crénelées d'Hutchinson).

Lèvres normales. Langue normale. Voûte palatine ogivale.

Amygdales. — *Amygdales hypertrophiées, enchatonnées, rosées, lisses*, demi-dures.

Cryptes à peu près invisibles sur leur face interne.

Piliers antérieurs repoussés en avant.

Végétations adénoïdes perçues par le toucher dans le naso-pharynx. Muqueuse pharyngée : sur la face postérieure du pharynx, l'on aperçoit des traînées rougeâtres, des granulations; de plus, varicosités assez nombreuses.

Anesthésie pharyngée : réflexe vomitif nul. Catarrhe naso-pharyngien : les mucosités descendent le long de la face postérieure du pharynx, en grande abondance.

Nez. — Effacement du pli naso-génien.

Inflammation chronique avec épaississement de la muqueuse.

La cloison n'est pas déviée dans le sens propre du mot, mais elle forme à l'entrée de chaque narine un éperon cartilagineux qui diminue l'orifice, surtout du côté droit.

Narines : cornets inférieurs hypertrophiés, laissant un très petit espace entre eux et la cloison.

Le malade ne respire pas par le nez. Il a la bouche continuellement ouverte même le jour.

Larynx : normal. — Cordes vocales fonctionnant bien. Épiglotte large. Voix nasonnée.

Ouïe. — Normale.

Thorax. — Gouttière sternale. Pas de chapelet.

Aplatissement des parties antéro-latérales du thorax à la partie moyenne. Saillie peu marquée des clavicules. Pectoraux et biceps développés suffisamment.

En arrière épaules légèrement décollées. La partie postérieure du thorax est notablement plus développée que la gauche.

Légère incurvation de la colonne vertébrale à gauche.

Inclinaison habituelle du corps à gauche.

Épaule gauche tombante.

La partie supérieure de la poitrine est presque immobile.

Respiration surtout diaphragmatique. A l'auscultation le sommet droit a une respiration rude ; expiration prolongée.

Quelques râles sous-crépitants à l'inspiration et à l'expiration, mais non constants.

Testicules. — Normaux.

Observation XXI (personnelle)

Cl... André,15 ans (Colonie de Vaucluse).

État mental.— Imbécillité, microcéphalie, rétrécissement dans tous ses diamètres, front bas, physionomie vieillotte, tempérament lymphatico-strumeux, chapelets ganglionnaires multiples, quelques ganglions suppurés du cou, lèvres épaisses, impétigineuses, fendillées.

Oreilles. — Extrêmement petites, mais bien conformées, non lobulées.

Légère asymétrie faciale, léger strabisme convergent.

Goitre.

Peau de la face parcheminée, furfuracée.

Bouche. — Constamment entr'ouverte, en bec de carpe, respiration exclusivement buccale.

Langue perpétuellement dépouillée de son épithélium, fendillée, pleine d'anfractuosités, de rhagades comme une langue de syphilitique. Hémorrhagies buccales, fréquentes. La muqueuse linguale ressemble à une fraise ; hypertrophie papillaire.

Amygdales. — *Volumineuses*, enchatonnées, assez dures. Voûte palatine très surélevée, voix voilée, nasonnée, empâtée ; blésité marquée.

Larynx. — Impossible à examiner, réflexe palatin exagéré.

Pharynx. — Rouge, congestionné ; intumescences adénoïdes, granulations ; catarrhe naso-pharyngien : muco-pus.

Naso-pharynx. — Végétations adénoïdes.

Nez. — Déviation de la cloison à droite. Catarrhe nasal.

Oreilles. — Normales. L'acuité auditive est impossible à apprécier à cause de l'état mental.

Thorax. — La partie inférieure du thorax est beaucoup plus élargie que normalement ; la partie supérieure est au contraire enfoncée pour ainsi dire sous les clavicules. La partie inférieure du thorax se soulève fortement dans les grandes inspirations, tandis que la partie supérieure reste presque immobile. Prédominance de la respiration costo-inférieure. La respiration est bruyante et exclusivement buccale.

A l'auscultation seulement rudesse de la respiration au sommet gauche en avant.

Réflexes cutanés exagérés, ce qui va bien avec l'exagération de son réflexe pharyngé.

Testicules. — Descendus dans les bourses.

Observation XXII (personnelle)

P..., Georges, 18 ans (Colonie de Vaucluse).

État mental. — Imbécillité. Instruction nulle. Jugement très défectueux.

Crâne. — Dolichocéphalie : aplatissement bipariétal, pas de bosses frontales, diamètre antéro-postérieur agrandi. Face assez régulière.

Double pied-bot.

Bouche. — Implantation vicieuse des dents, surtout à la mâchoire supérieure dont l'arcade dentaire est projetée en avant en coin. Voûte palatine très ogivale.

Prognathisme de la mâchoire supérieure (comme chez le nègre.)

Amygdales. — Amygdales hypertrophiées, mamelonnées sur leur face interne qui paraît grenue; rosées, dures et mêmes cartilagineuses. Piliers antérieurs repoussés en avant.

Pharynx. — Les parties latérales et la face postérieure sont rouge vif et recouvertes complètement de tissu adénoïde.

Les amygdales hypertrophiées se continuent presque à plein canal avec le pharynx, continuation effectuée par une série d'intumescences d'apparence adénoïde (amygdales secondaires?).

Végétations dans le naso-pharynx.

Nez. — Légèrement aplati latéralement.

Fosses nasales rétrécies régulièrement. Déviation de la cloison à droite. Rhinite chronique des deux côtés.

Larynx normal. Voix nasonnée. Respiration par la bouche : le matin bouche sèche, pâteuse.

Thorax. — Gouttière sternale.

Pas de chapelet.

Clavicules peu saillantes, mais très grêles et très longues.

Aplatissement des parties antéro-latérales du thorax.

Scoliose. Partie postéro-inférieure gauche du thorax plus développée que la droite qui est aplatie notablement.

Corps toujours penché à droite.

Partie supérieure de la poitrine immobile pendant la respiration ordinaire, à peine mobile dans la respiration forcée.

Respiration costo-inférieure et diaphragmatique.

Cœur. — On le voit battre au-dessous du mamelon gauche et soulever vivement la peau.

Souffle aux deux temps et à la pointe.

Poumons. — Respiration à peine perceptible aux deux sommets. Vibrations thoraciques plutôt affaiblies.

Rien de particulier aux bases.

SÉRIE B

Végétations adénoïdes sans hypertrophie des amygdales palatines.

OBSERVATION XXIII (PERSONNELLE)

B..., Aimé, 12 ans (Colonie de Vaucluse).

État mental. — Débilité mentale. Blésité accentuée.

Crâne. — Dolichocéphalie et acrocéphalie. Aplatissement complet de la face (le bout du nez est au même plan vertical que le front); retrait en arrière du maxillaire supérieur et inversement prognathisme de la mâchoire inférieure, saillie du menton.

Oreilles. — Très vastes, détachées de la tête en plat à barbe, peu lobulées et mal ourlées.

Ouïe normale.

Bouche. — Prognathisme. Lèvres épaisses, continuellement entr'ouvertes. Dentition irrégulière, saillie des incisives inférieures qui sont crénelées.

Voûte palatine surélevée.

Amygdales. — Palatines petites, situées très bas, près de la base de la langue.

Respiration bruyante, même pendant le calme.

Pharynx. — *Rempli de granulations et de végétations adénoïdes qui sont également nombreuses dans le naso-pharynx.*

Le champ respiratoire en est très rétréci dans ses voies supérieures. Aussi l'enfant ronfle-t-il très fort la nuit et a-t-il normalement une respiration très bruyante même dans le calme et qui devient stertoreuse au moindre mouvement.

Nez. — Épaté ; les os en sont aplatis. L'orifice des narines est très étroit, impétigineux ; catarrhe nasal chronique ; ulcérations sur le plancher inférieur.

Déviation de la cloison à gauche ; elle confine avec le cornet inférieur gauche, dont la muqueuse est épaissie et ulcérée à ce niveau.

Le nez est ici obturé par arrêt de développement congénital (petit nez des dégénérés), par la déviation de la cloison, par la rhinite concomitante et enfin par les végétations adénoïdes.

Larynx. — Bien conformé et normal.

Voix nasonnée.

Thorax. — Bien conformé, mais que la respiration soulève à peine, car elle est presque exclusivement diaphragmatique.

A l'auscultation on entend le murmure vésiculaire beaucoup plus faible en haut qu'en bas, c'est-à-dire qu'il est plus bruyant que normalement et pour ainsi dire supplémentaire, à la base.

Cœur. — Normal.

Testicules. — Descendus tous deux dans les bourses.

Membres. — Pas de difformité. Un peu d'embonpoint.

Observation XXIV (personnelle)

D..., Léon, 15 ans 1/2 (Colonie de Vaucluse).

Maladies antérieures. — Scarlatine, eczéma des deux mollets. Sa mère dit qu'elle a eu le croup pendant sa première enfance.

État mental. — Débilité mentale avec faiblesse du discernement ; incapacité de se diriger ; impulsions natives à vagabonder ; perversions instinctives.

Crâne. — Pas d'asymétrie crânio-faciale.

Implantation vicieuse des dents.

Bouche. — Lèvres régulièrement épaissies.

Langue légèrement bifide à la pointe. Voûte palatine très ogivale.

Amygdales. — *Hypertrophiées moyennement,* rouges, anfractueuses : énormes cryptes à l'amygdale gauche.

Amygdale gauche dure.

Amygdale droite plus molle, dépressible.

Pharynx. — Muqueuse pharyngée très rouge (poussée subaiguë, 4 angines antérieures).

Pas de granulations pharyngées.

Naso-pharynx plein de végétations adénoïdes.

Nez. — Les os du nez et les cartilages latéraux sont très saillants en avant, mais il y a en même temps effacement du pli naso-génien.

L'orifice de la narine droite est légèrement plus petit que l'autre.

A l'examen, inflammation chronique avec épaississement de toute la muqueuse nasale.

Catarrhe naso-pharyngien. Mucosités (muco-pus) descendant le long du pharynx.

Narine gauche : le cornet inférieur très épaissi, et distant de 3 à 4 millimètres de la cloison du nez qui est fortement déviée vers la droite.

Narine droite : Cornet inférieur épaissi confinant en permanence avec la cloison déviée de son côté.

Larynx. — Normal. Respiration par la bouche. Voix nasonnée.

Ouïe. — Normale.

Thorax. — Omoplates très détachées, très saillantes en arrière (scapulæ alatæ).

Système musculaire de la poitrine et de la nuque peu développé. Sonorité normale. Respiration rude aux deux sommets; quelques râles sous-crépitants secs à la fin de l'inspiration.

Pigmentation exagérée de la peau sur toute la partie inférieure du thorax et du dos, limitée en haut par une ligne transversale passant au-dessous des pectoraux et des omoplates (signe de dégénérescence).

Testicules. — Normaux.

Observation XXV (personnelle)

M..., Alfred, 16 ans (Colonie de Vaucluse).

Maladies antérieures. — Antérieurement, gourmes, et maux de gorge répétés.

État mental. — Débilité. Blésité. Arrêt de développement des facultés intellectuelles. Susceptible de perfectionnement. (Lobes frontaux assez développés).

Crâne. — Asymétrie crânio-faciale très prononcée; moitié droite beaucoup plus développée que la gauche.

Front très bas.

Microcéphalie très accentuée.

Oreilles bien conformées, mais projetées en dehors.

Aspect sénile général; taille petite peu en rapport avec son âge. Rides frontales.

Bouche demi-ouverte en permanence, orifice buccal très étroit, respiration en partie buccale.

Dents mal plantées.

Langue bifide.

Voûte très surélevée, ogivale, même conique.

Isthme du gosier très étroit.

Les deux piliers postérieurs, à l'état de repos, sont à peine distants d'un centimètre de la paroi postérieure.

Amygdales vraies : petites, rosées, très irrégulières, molles.

Derrière les piliers postérieurs (quand ces piliers se contractent), on aperçoit sur le pharynx trois *tumeurs adénoïdes* de la grosseur d'un gros pois.

Latéralement quelques colonnes adénoïdes.

Végétations adénoïdes dans le naso-pharynx.

Catarrhe pharyngé. Granulations, muqueuse mi-partie blanchâtre, mi-partie rose.

Très bas en arrière, apparaît une autre tumeur grosse comme une lentille.

Absence complète de réflexes pharyngiens.

Le toucher fait percevoir une muqueuse pharyngée rugueuse, chagrinée, et mamelonnée, d'une consistance assez dure (sensation de grains de sable roulant sous le doigt).

Nez. — Rhinoscopie postérieure : orifice postérieur des fosses nasales normal, mais on ne peut voir la voûte à cause de l'angustie et à cause des végétations adénoïdes. Rien extérieurement. Déviation de la cloison en S d'avant en arrière, et non de haut en bas, comme cela se voit souvent.

Cornet inférieur à peine saillant, ce qui permet, malgré la déviation, une certaine perméabilité des canaux.

Ouïe. — A peu près normale. Catarrhe muco-purulent abondant de l'oreille droite; un peu moins à gauche (léger catarrhe).

Larynx. — Épiglotte très étroite, demi-tubuleuse.

Voix bien timbrée, claire, non nasonnée.

Respiration en partie buccale.

Thorax. — Normalement constitué, mais amaigri et voûté. Respiration costo-inférieure et diaphragmatique. Rien à l'auscultation.

Observation XXVI (personnelle)

D..., Ernest, 15 ans (Colonie de Vaucluse).

Etat mental. — Débilité mentale. Impulsions diverses.

Crâne. — Dolichocéphalie avec front pointu.

Bouche. — Bouche *toujours ouverte*, en bouche de carpe.

Lèvres épaisses ; lèvre inférieure grosse et pendante.

Dentition à peu près régulière.

Voûte palatine absolument conique, semblant vouloir crever la paroi inférieure des fosses nasales.

La partie postérieure du palais descend brusquement très bas et presque à pic, en se rétrécissant de plus en plus, de façon à ce que la luette qui, elle-même, n'est ni allongée ni hypertrophiée, vienne toucher la base de la langue.

Isthme du gosier réduit de plus de la moitié.

Amygdales. — Petites, légèrement grenues à leur surface visible.

Pharynx. — Couvert de mucosités et granuleux.

Sensibilité normale, et réflexe vomitif marqué.

Tumeurs adénoïdes dans le naso-pharynx.

Nez. — Un peu gros ; effacement du pli naso-génien.

Orifice nasal droit plus petit que l'autre.

Rhinite catarrhale chronique des deux côtés.

Fosses nasales à peu près imperméables.

Déviation de la cloison à droite.

Ce malade ne se mouche jamais.

Catarrhe naso-pharyngien.

Larynx. — Normal. Voix nasonnée. Respiration par la bouche qu'il tient toujours ouverte, avec lèvre inférieure pendante.

Ouïe. — Normale. Oreilles détachées de la tête.

Thorax. — Respire très mal par le sommet des poumons. Partie supérieure du thorax aplatie et épaules déjetées en avant.

Dans la respiration forcée, immobilité presque complète sous les clavicules.

Élargissement au contraire énorme de la région diaphragmatique qui se continue alors avec un ventre volumineux.

A l'auscultation respiration saccadée, entrecoupée dans les deux poumons, et surtout à leurs sommets.

Observation XXVII (personnelle)

P..., 15 ans (Colonie de Vaucluse).

État mental. — Débilité mentale avec des idées délirantes de nature hypochondriaque. Démonopathie. Blésité, perversions instinctives.

Crâne. — Microcéphalie. Déformation crânio-postérieure ; saillie de l'occipital ; asymétrie faciale. Prognathisme ; déformations de l'oreille.

Bouche. — Dents mal plantées, mal formées, voûte palatine ogivale. Luette très longue et bifide.

Amygdales. — Amygdalites très fréquentes. Amygdales normales de volume, d'aspect et de consistance ; toute la muqueuse bucco-pharyngée est rouge et congestionnée.

Dans le pharynx, amygdales supplémentaires et *tumeurs adénoïdes*. Angustie bucco-pharyngée, bouche constamment entr'ouverte, en bec de carpe ; respiration exclusivement buccale et bruyante.

Larynx. — Normal.

Nez. — Saillie de la cloison à droite et en bas ; des deux côtés muqueuse pituitaire très tuméfiée, bourgeonnante ; catarrhe.

Ouïe. — Dureté relative. Voix nasonnée.

Thorax. — En arrière saillie extrêmement considérable des deux angles inférieurs des omoplates.

Malgré l'absence d'attitude vicieuse générale du tronc, et bien que les épaules soient sur un même plan horizontal, l'angle inférieur de l'omoplate droite descend de deux travers de doigt au-dessous de la gauche. Le trapèze gauche est plus volumineux que le droit. C'est sans doute à cette prédominance qu'est due la surélévation de l'omoplate du même côté.

En avant l'extrémité interne de la clavicule droite est légèrement subluxée en avant et en haut. Le grand pectoral du même côté, est plus charnu que son congénère.

Respiration. — Diaphragmatique exclusivement.

La région costo-supérieure ne s'élève que dans les grandes inspirations volontaires.

Respiration peu perceptible au sommet.

Soupçon de tuberculose au début.

Cœur. — Normal.

Organes génitaux. — Normaux.

Observation XXVIII (personnelle)

C..., Joseph, 10 ans 1/2. (Colonie de Vaucluse.)

Maladies antérieures. — Croup dans la première enfance. Maux de gorge tous les ans.

État mental. — Débilité mentale simple avec tendances impulsives; jugement faible.

Crâne. — Crâne symétrique, mais diamètre antéro-postérieur rétréci.

Face. Asymétrie faciale. Commissure labiale gauche tirée en haut, pointe de la langue déviée à gauche. Oreilles bien conformées, mais détachées de la tête.

Ouïe. — Normale.

Bouche. — Voûte palatine extraordinairement surélevée, à sommet antérieur en forme de casque. Il y a deux centimètres et demi, du bord libre des dents jusqu'au sommet du cône.

Dents mal conformées, mal plantées. Langue creusée d'un sillon médian profond.

Amygdales. — Celle de gauche sort au moment de la nausée. Amygdales peu hypertrophiées déchiquetées, mamelonnées, de consistance dure, profondément enchâssées entre les piliers. *Très nombreuses tumeurs adénoïdes dans le pharynx.*

Rhinoscopie postérieure impossible à cause du réflexe, et de l'émotivité.

Larynx. — Normal.

Nez. — Forte déviation de la cloison à droite ; demi-luxation du cartilage inférieur de la cloison vers la droite.

Muqueuse bourgeonnante, rouge et tuméfiée. Ronflement nocturne.

Voix légèrement nasonnée.

Respire mi-partie par le nez et mi-partie par la bouche.

Thorax. — Bien constitué. Respiration normale. A l'auscultation rien de particulier.

Observation XXIX (personnelle)

C..., 17 ans 1/2 (Colonie de Vaucluse).

Maladies antérieures — Maux de gorge fréquents dans la première enfance.

Etat mental. — Dégénérescence mentale avec impulsions morbides ; perversions instinctives.

Crâne. — Crâne bien conformé et régulier ; face très asymétrique ; strabisme divergent.

Bouche. — Voûte palatine très ogivale.

Dents petites, d'une conformation un peu irrégulière, mais assez bien plantées.

Amygdales. — Voile du palais tombant très bas ; isthme du gosier assez étroit, amygdales petites, mamelonnées ; *tumeurs adénoïdes* dans le pharynx, muqueuse très rouge, congestionnée, quelques granulations ; catarrhe naso-pharyngé.

Naso-pharynx. — Le toucher s'accompagne d'une douleur très vive dans l'oreille droite.

Larynx. — Épiglotte très étroite en forme de gouttière, recouvrant et empêchant de découvrir l'orifice supérieur du larynx.

Oreilles. — L'oreille droite entend notablement moins.

Nez. — Large, bien conformé. Narines très perméables. Pas de ronflement. Pas de déviation.

Pituitaire assez rouge, assez congestionnée. Timbre de voix normal.

Thorax. — Normalement conformé.

L'épaule gauche légèrement plus élevée que la droite et plus forte.

Système musculaire bien développé ; mouvements respiratoires normaux.

Respiration. — Normale.

Cœur. — Normal.

Organes génitaux. — Normaux.

Observation XXX (personnelle)

L... Georges, 11 ans. (Colonie de Vaucluse).

Maladies antérieures. — Angine vers l'âge de trois ans. Tempérament lymphatico-strumeux. Chapelets ganglionnaires multiples.

En 1884, écoulement par l'oreille gauche d'un liquide muco-purulent pendant un an environ.

État mental. — Débilité mentale avec mauvais instincts ; amélioration sensible.

Crâne. — Crâne régulièrement conformé, face également bien conformée ; oreilles normales.

Ouïe. — Acuité auditive très notablement diminuée à gauche.

Respiration. — Ronflement nocturne ; respiration bruyante par le nez, se faisant le plus souvent par la bouche qui est entr'ouverte.

Nez. — L'enfant se mouche très rarement.

Croûtes impétigineuses, sécheresse de la muqueuse pituitaire ; inflammation et épaississement de cette muqueuse.

Déviation très sensible de la cloison à droite où le cornet inférieur confine absolument à cette dernière.

Bouche. — Dents mal plantées. Voûte palatine demi-ogivale, à sommet postérieur. Asymétrie du voile du palais. La demi-ogive gauche est beaucoup plus haute.

Amygdales. — Très réduites, mais elles semblent s'être multipliées à l'infini sous forme de petites tumeurs adénoïdes visibles à l'œil nu sur les différentes parois du pharynx buccal. Quelques granulations et varicosités sur la paroi postérieure.

Dans le naso-pharynx végétations nombreuses,

Larynx. — Normal.

Thorax. — Bien conformé, régulier et symétrique. Pas de déviation ni en avant, ni en arrière. Système musculaire très développé.

Respiration. — Mouvements respiratoires normaux.

Respiration douce et moelleuse.

Cœur. — Normal.

Testicules. — Les deux testicules sont descendus dans les bourses.

Observation XXXI (personnelle)

L... 16 ans 1/2. (Colonie de Vaucluse).

Maladies antérieures. — Rougeole ; variole et convulsions.

Etat mental. — Débilité mentale avec perversions instinctives.

Crâne. — Microcéphalie ; asymétrie crânio-faciale très prononcée, strabisme convergent ; nez mince, étroit, affilé, oreilles vastes en plat à barbe, lobulées.

Bouche. — Constamment entr'ouverte ; respiration buccale bruyante. Voûte palatine très ogivale ; dents mal plantées.

Amygdales. — Très petites, mais *nombreuses tumeurs adénoïdes sur les parois* latérales et postérieure du pharynx, et au toucher dans le naso-pharynx.

Nez. — Déviation de la cloison à droite ; épaississement des muqueuses pituitaires ; catarrhe muco-purulent.

Ronflement nocturne ; voix nasonnée.

Larynx. — Bien conformé et normal.

Ouïe. — Normale ; acuité assez prononcée.

Thorax. — Bien constitué, symétrique ; les épaules très voûtées. Effacement des saillies pectorales.

La respiration diaphragmatique est très puissante ; elle s'accomplit assez normalement dans la région costo-supérieure.

Respiration. — A l'auscultation la respiration est très bruyante et évidemment supplémentaire.

Cœur. — Il bat très vite, mais il n'offre pas de bruits anormaux.

Organes génitaux. — Bien conformés.

TABLE DES MATIÈRES

TROISIÈME PARTIE

ÉTIOLOGIE GÉNÉRALE

QUATRIÈME PARTIE

IMPRIMERIE LEMALE ET Cie, HAVRE

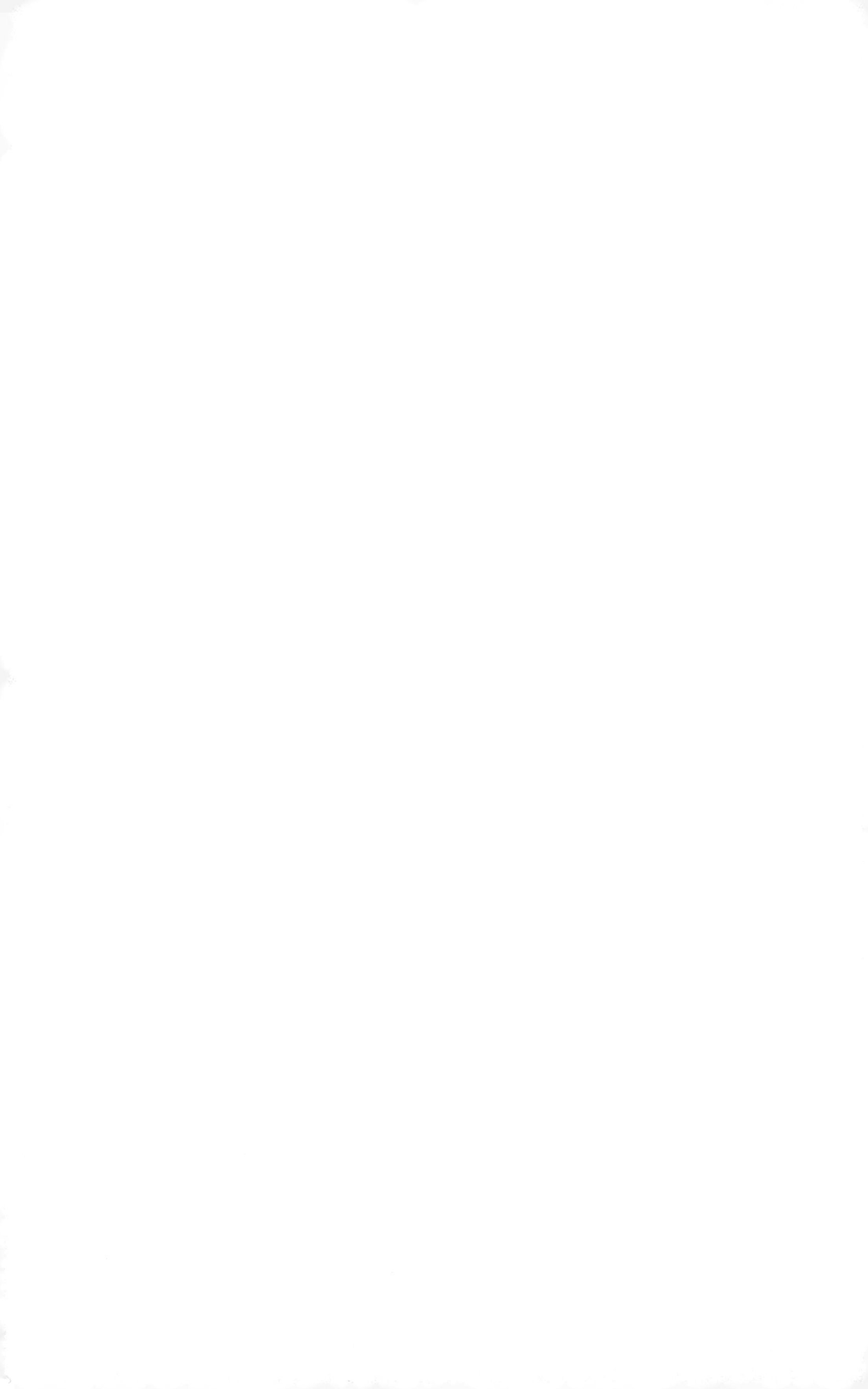

www.ingramcontent.com/pod-product-compliance
Ingram Content Group UK Ltd.
Pitfield, Milton Keynes, MK11 3LW, UK
UKHW012222240726
13966UKWH00003B/896

9 782012 858756